Haug

Fünf Wandlungsphasen in fünf Streichen

Grundprinzipien der Chinesischen Medizin
am Beispiel der Geschichten von Max und Moritz

Dr. med. Antonius Pollmann

4., überarbeitete Auflage

Mit 107 Abbildungen

Karl F. Haug Verlag · Stuttgart

Bibliografische Information der Deutschen Bibliothek

Die Deutsche Bibliothek verzeichnet diese Publikationen in der Deutschen Nationalbibliografie; detaillierte bibliografische Daten sind im Internet über http://dnb.ddb.de abrufbar

1. Auflage 1991
2. Auflage 1996
3. Auflage 2001

Unsere Homepage: www.haug-verlag.de

Printed in Germany

Zeichnungen: Antonius Pollmann
Umschlaggestaltung: Thieme Verlagsgruppe
Satz: Satzpunkt Ewert GmbH, Bayreuth
Druck: Gulde-Druck GmbH, Tübingen

ISBN 3-8304-7165-3 1 2 3 4 5 6

Inhalt

Geleitwort

Die Chinesische Medizin mit ihrem überlieferten Gebäude bildhafter Analogien erscheint uns westlichen Ärzten zunächst fremd, da unsere eigene Tradition andere Wege gegangen ist. Grundlage der Chinesischen Medizin, insbesondere der Akupunkturlehre, stellt die Systematik der sog. Fünf Elemente, – besser – der Fünf Phasen oder Aspekte der Wandlung dar. In ihnen, aus ihnen entsteht der Mensch selbst in seiner somatischen und psychischen Vielfalt und Vielgestaltigkeit, in seiner Bezogenheit auf Natur und Kosmos. Auf diese Grundlagen zu verzichten, nur weil die westliche Medizin und Naturwissenschaft für solche Symbolik der Übereinstimmung (noch) keinen Sinn entfaltet hat, hieße Verzicht auf ein phänomenologisches Erfassen, das den Blick für die Ganzheit öffnen will.

Dem westlichen Arzt, der die Akupunktur nicht nur als Stichtechnik betrachten, sondern von ihrem gesamten Denkansatz her ernst nehmen will, fällt der Einstieg in die Welt der Analogien und Bildvergleiche schwer. Hier überrascht der Autor mit einem ungewöhnlichen Brückenschlag, indem er die uns bekannten Gestalten aus Wilhelm Buschs Lausbubengeschichten – den Lehrer Lämpel, den Schneider Böck, den guten Onkel Fritz – in Beziehung zur Wesensart der Fünf Elemente setzt. Die Streiche von Max und Moritz sind urdynamisch, lebendig, phantastisch – und v.a. sind sie vertrautes Gut unserer Literatur. Sie haben schon immer zum Schmunzeln eingeladen. Wer hätte gedacht, dass sich hier Analogien zur chinesischen Typologie finden ließen? Der Autor beschreibt anschaulich die aus jedem Streich zu ziehende Lehre, der wir freilich aus einem anderen Blickwinkel begegnen als damals, als uns in unserer Jugend die Wilhelm-Busch-Figuren zum ersten Male erheiterten. So wird uns dieses Buch zwischen all den übrigen ernsten Lehrbüchern eine fröhliche Lesestunde bereiten und sich wie von selbst einprägen.

Darüber hinaus verrät es uns viel vom didaktischen und zeichnerischen Talent seines Autors, der ein erfahrener Akupunkteur und begabter Dozent der Deutschen Ärztegesellschaft für Akupunktur ist.

Es bleibt nur zu wünschen, dass dieses Buch dazu verhilft, die Akupunktur noch besser zu verstehen und die Patienten erfolgreich zu behandeln:

Das Lesen war der erste Streich,
doch das Stechen folgt sogleich!

Dr. med. Jochen Gleditsch

Vorwort zur 4. Auflage

Akupunktur ist kein einheitliches System, sondern vielmehr eine Medizin, in der das klinisch Beobachtete mit vielfältigsten Hypothesen und Paradigmen erklärt und begründet wird. So gibt es unterschiedliche Theorien in der Akupunktur, die nebeneinander stehen und je nach Fall, Schule und Zeitgeist Beachtung finden und angewandt werden.

Mit der Lehre der Fünf Wandlungsphasen verhält es sich entsprechend. Die eine Schule legt größten Wert auf diese Ausführungen, während eine andere die Wandlungsphasen als historischen Ballast sogar ablehnt. Natürlich lässt sich nicht die gesamte chinesische Medizin mit den Fünf Wandlungsphasen erklären. Sie stellen nur einen erkenntnistheoretischen Aspekt im Lehrgebäude der traditionellen chinesischen Medizin dar. Dennoch ist es erstaunlich, dass verschiedene Schulen in der Akupunktur sich in ihren Therapiekonzepten derselben Punkte bedienen.

Hinterfragt man die Wirkrichtung eines Akupunkturpunktes, lässt sich diese nicht selten an Hand der Fünf Wandlungsphasen erklären: Le 2 bei Überfunktion und Hitze (Reduzierungs- und Feuerpunkt), Ni 7 bei Leere der Niere (Tonisierungspunkt), Ma 44 bei Hitze (Wasserpunkt) etc.

Deshalb gehört zu einem fundierten Verständnis der chinesischen Medizin das Wissen um die Fünf Wandlungsphasen – und wie könnte man sie besser lernen, als mit den uns allen bekannten Geschichten von Max und Moritz? Es freut mich, dass dieses Buch inzwischen nun schon in der 4. Auflage aufgelegt wird, und ich möchte mich bei den Lesern, insbesondere Frau Jacqueline Weißer und Herrn Heinz-Wolfgang Lesch, für ihre Korrekturen und Anregungen bedanken

Hamburg, im Januar 2004 *Dr. Antonius Pollmann*

Vorwort

Wem ein Floh ins Ohr gesetzt wird,
der muß stochern.
Wilhelm Busch

Ziel dieses Buches ist es, das Bezugssystem der „Fünf Wandlungsphasen" plausibel und leicht verständlich darzustellen. Im engen Bezug auf den Originaltext des *Huang di Neijing So Wen* werden die Grundprinzipien erklärt. Anhand von fünf Episoden aus der bekannten Bilderbuchgeschichte „Max und Moritz" von Wilhelm Busch versuchte ich, die verschiedenen Aspekte der „Fünf Wandlungsphasen" leicht verständlich, einprägsam und anschaulich darzustellen. Dabei sollen die „Fünf Wandlungsphasen" jenseits der mythisch-mystischen Verklärung als logisch und verständlich nachvollziehbares Ordnungs- und Regelkreissystem dargestellt werden.

Die Darstellung will dabei weder den Anspruch auf exakte Wissenschaftlichkeit noch auf Vollständigkeit in den Einzelheiten erheben. Insbesondere der therapeutische Teil dieses Buches wurde in seiner 3. Auflage wesentlich überarbeitet. Ein noch intensiveres Eingehen auf die philosophischen und wissenschaftlichen Hintergründe und eine Ausweitung des therapeutischen Teils würde den erzählerischen Stil dieses Buches sprengen. Es soll lediglich den Einstieg in die altchinesiche Denkweise, die nach wie vor eine selbstverständliche Grundlage der heutigen Akupunktur ist, didaktisch erleichtern und dem Akupunkteur Hinweise für die diagnostische und therapeutische Praxis nach dem Motto geben:

Aber auch der Weisheit Lehren
muss man mit Vergnügen hören.
Wilhelm Busch

Seit den ersten Überlegungen zu diesem Buch 1987, der ersten Auflage 1991 und jetzt sind in Diskussionen und Überlegungen die Gedanken vieler Kolleginnen und Kollegen mit eingeflossen, insbesondere die meiner deutschen Lehrer, den Dres. Ruth Schmitz-Harbauer, Ingrid Wancura, Georg König, Georg Kampik und Jochen Gleditsch. Mein Dank gilt ihnen ebenso wie meiner Frau Naschmil Pollmann, die mir bei der Überarbeitung der 3. Auflage sach- und fachkundig zur Seite stand.

August 2000 *Dr. med. Antonius Pollmann*

Hinweis

Die in der anderen Schriftart *kursiv* hervorgehobenen Textstellen des Hoang Ti Nei King So Ouenn entstammen den Büchern:

- „Hoang Ti Nei King So Ouenn“ (in heutiger Pinyinschrift: „Hoang di Neijing So Wen“ Bd. 1 und 2. ML-Verlag, Uelzen, 1977, 1997) und
- Dr. Nguyen Van Nghi: Traditionelle chinesische Medizin – Pathogenese und Pathologie der Energetik in der chinesischen Medizin (ML-Verlag Uelzen, 1991).

1 Kurzer geschichtlicher Überblick

Die noch heute geltenden Prinzipien chinesischer Wissenschaft und Philosophie entstanden vermutlich schon vor mehr als 5000 Jahren. Die älteste uns bekannte Darlegung Chinesischer Medizin und Medizinphilosophie, des „Gelben Kaisers Lehrbuch der Inneren Medizin" (Hoang di Neijing So Wen), geht der Überlieferung nach auf das Jahr 2600 v. Chr. zurück, was allerdings historisch nicht belegt ist. Sowohl Philosophie und Ethik des alten China wie auch Medizin und Wissenschaft basierten auf einer einheitlichen Grundlage des Denkens. Die Kenntnis der mikrokosmischen und makrokosmischen Weltsicht des Tao, des bipolaren Entsprechungssystems von Yin und Yang, des dynamischen und synergistischen Regelkreises der „Fünf Wandlungsphasen" sowie des Buches der Wandlungen, des I Ging, bildet die unabdingbare Grundlage zum Verständnis altchinesischer Naturphilosophie und Medizin.

Mit den Entdeckern und Seefahrern des 17. Jahrhunderts erreichte chinesisches Gedankengut Europa. Das Unvermögen der Europäer, die monistische Denkweise der Asiaten nachzuvollziehen, die vielfach irreführenden Übersetzungen aus einer allegorischen, blumenhaften Sprache (zumal viele chinesische Worte und Schriftzeichen mehrere Deutungen zulassen), ließen die chinesische Lehre in den Bereich fremdartigen, mystischen und auf jeden Fall unwissenschaftlichen Denkens rücken, wenngleich auch immer wieder große abendländische Denker wie Leibniz oder Goethe von östlichem Gedankengut inspiriert und beeinflusst wurden.

Die Erkenntnisse der altchinesischen Wissenschaft beruhen einerseits auf der hervorragenden Beobachtungsgabe der damaligen Wissenschaftler und Ärzte und andererseits auf der so andersartigen asiatischen Denkweise. Die westliche Art des Denkens ist geprägt von kausal-analytischem, wissenschaftlichem Differenzieren. Von einer Ursache ausgehend wird hierbei bis ins letzte Detail zerlegt, abgegrenzt und definiert. Demgegenüber beruht die asiatische Denkweise auf synchron-ganzheitlichem Erfassen, was sich mehr im intuitiven und künstlerischen Aspekt des Lebens ausdrückt. Bildhaftes Beschreiben und wertende Deutung der Sachverhalte zeichnen diese Denkweise aus; wobei stets versucht wird, das übergeordnete, allgemeingültige Prinzip selbst im kleinsten Detail zu sehen und es damit in einen größeren Zusammenhang zu stellen.

Genausowenig wie es mit der holistischen Denkweise alleine möglich gewesen wäre, die Molekularbiologie oder die Atomphysik zu entwickeln, hätte die westlich ausgerichtete Denkweise die ganzheitlichen Zusammenhänge der chinesichen Wissenschaft per se ergründen können. Das holistische Denken ist insbesondere ein Produkt der rechten Gehirnhemisphäre, wogegen das logische Denken vornehmlich auf der linken Gehirnseite stattfindet. Dem nach den Regeln der westlichen, kausal-analytischen Wissenschaft ausgerichteten Menschen fällt es schwer, ein Verständnis für die Errungenschaften der Chinesischen Medizin zu entwickeln.

Albert Einsteins Aussage, dass erst die Theorie entscheide, was beobachtet werden könne, trifft auch hier zu. Auch eine kritische westliche Perspektive muss die „Fünf Wandlungsphasen" zumindest als therapieorientierte Systematisierung eines großen Erfahrungswissens über Wechselbeziehungen anerkennen.

2 Synergistischer Dualismus

Neue Gedanken sind nicht häufig;
Sag uns die alten nur geläufig.
Wilhelm Busch

2.1 Charakter von Yin und Yang

Nach taoistischer Auffassung wurde die ganze Vielfalt des Universums durch das Zusammenspiel der Polaritäten „Yin" und „Yang" erschaffen, die sich aus dem Urzustand des Tao abspalteten. Der Mensch steht zwischen Himmel und Erde. Er empfängt das Yang des Himmels und das Yin der Erde. Wie alle Lebewesen ist er vom Yang geschaffen und erhält durch das Yin seine Form. *Yin und Yang sind die beiden Energien am Ursprung aller Wesen und aller Dinge. ... In ihrem Wechselspiel erzeugen und verwandeln sie sich selbst.*

„Yin" und „Yang" lassen sich mangels entsprechender Begriffe nicht wörtlich in eine unserer westlichen Sprachen übersetzen. Auch wurden Yin und Yang nie definiert, sondern entsprechend der chinesischen Denkweise immer nur beschrieben und umschrieben. Primär wurden Yin und Yang mit den Kräften und Charakteristika verglichen, die auf der schattigen und der sonnenbeschienenen Seite eines Berges zu beobachten waren. Auf der Schattenseite war es dunkler und kühler – auf der Sonnenseite dagegen heller und wärmer. Demzufolge wurde als Yin das Dunklere und das Kältere bezeichnet, aber auch – die Analogie erweiternd – das Sinken des Nebels, Kondensieren des Wassers, Verlangsamen und Ruhen, das Feste, Schwere, Innere und Tiefe wie auch die Nacht. Demgegenüber war das Yang ein Zustand des Hellen und Warmen. Es war der Tag, das Obere und Äußere, das Leichte und die Bewegung, das Verdunsten des Wassers und das Aufsteigen der Thermik. (s. Abb. 1, S. 4)

Die Polarität von Yin und Yang kann in belebter und unbelebter Natur, in allen Dingen wie auch im Menschen gesehen werden. Zum einen natürlich rein topographisch: Der gebückt stehende Mensch hält Kopf und Rücken in die Sonne, der Bauch liegt auf der Schattenseite. Entsprechend unserer eingangs beschriebenen Analogie werden Kopf und dorsale Seite als Yang-Seite bezeichnet, die ventrale als Yin-Seite. Auf der ventralen Seite verlaufen die Yin-Meridiane und auf der dorsalen Seite und dem Kopf die Yang-Meridiane. Also sind im Yin-Bereich vorwiegend die Beugemuskulatur und im Yang-Bereich insbesondere die Streckmuskulatur angesiedelt.

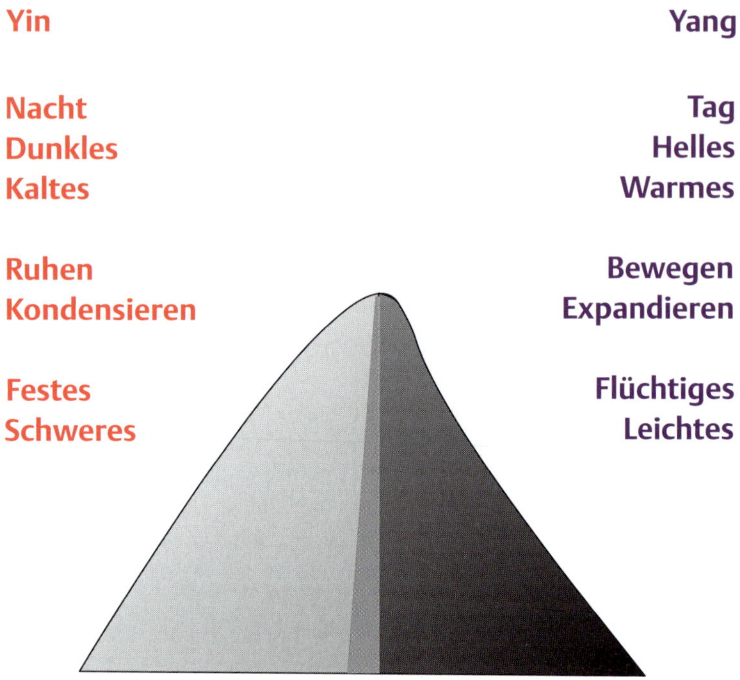

Abb. 1

Richtet man den Blick auf die Physiologie, so stellt das Yin die materielle Grundlage und Yang die funktionelle Kraft dar. Yin ist die Materie und die Masse. Yang ist die Energie, aber mit einem deterministischen, funktionalen Faktor. Eine Auswahl der möglichen Aspekte von Yin und Yang ist in folgender Auflistung zusammengestellt:

Yin ist das Weibliche, Gebärende, Tragende, Verbindende, Nährende, Haftende und Haltende; die amorphe, chaotische Kraft des Unbewussten, wie sie sich im Archetypus der Großen Mutter ausdrückt. Yang ist das Männliche, Zeugende, Drängende, Trennende und Expandierende, die strukturierende Essenz der Bewusstheit. Weiblich und männlich werden hier jedoch nicht primär dem biologischen Geschlecht zugeordnet, sondern sind als universelle Prinzipien zu verstehen. (s. Abb. 2, S. 5)

Im Yin ist Yang. Im Yang ist Yin. Yin und Yang sind keine absoluten Gegensätze, sondern relative, gegensätzliche Qualitäten, die immer die Gegenkraft mit sich führen. Ebenso wie Ordnung und Chaos bedingen sich Yin und Yang kontrapunktisch und können nicht separat existieren. Wie ein Magnetstab an seinen

Abb. 2

Enden jeweils einen Nord- und einen Südpol besitzt und nach der Teilung des Stabes erneut in jedem Teil Nord- und Südpol vorhanden sind, können Yin und Yang nicht unabhängig voneinander existieren. Das eine bedingt das andere, das eine unterhält das andere. Das Negative bedarf des Positiven, und erst durch das Zusammenspiel von Licht und Schatten werden die Konturen der Welt offenbar.

Das harmonische Zusammenspiel, das ausgewogene Gleichgewicht von Yin und Yang sind die Voraussetzung für eine gesunde Funktion von Körper und Seele.

Das Überwiegen oder Fehlen des einen oder anderen führt zu pathologischen Erscheinungen, die nach Yin- und Yang-Vektoren unterschieden werden können. Eine verminderte Funktion, eine Dysfunktion mit Kältegefühl gilt als Yin-Fülle bzw. Yang-Mangel-Zustand. Demgegenüber wird eine Überfunktion (wie auch Entzündungszeichen, die mit Hitze, Rötung und pochendem Schmerz einhergehen) als Yang-Fülle- bzw. Yin-Mangel-Zustand bezeichnet. So ist z.B. eine Hypothyreose mit Adynamie und Gewichtszunahme ein typischer Yin-Zustand – eine Hyperthyreose mit übermäßiger Steigerung sämtlicher Lebens- und Stoffwechselprozesse hingegen eine ausgesprochene Yang-Fülle.

Wenn die Erkrankung dem Yang angehört, muss über das Yin behandelt werden; gehört sie dem Yin an, ist über das Yang zu behandeln, lautet ein Grundprinzip der Akupunkturbehandlung. Der Yin- bzw. Yang-Charakter einer Erkrankung ist zu erkennen und diesem ist dann gegenzusteuern. Die Therapie soll einen Ausgleich der Kräfte bewerkstelligen und so die physiologische, ausgeglichene Körperfunktion wiederherstellen. Wenn die Yin-Energie friedlich und die Yang-Energie diskret ist, dann ist das Bestehen des psychischen Gleichgewichts gesichert. Trennen sich Yin und Yang, dann schwindet das Leben dahin.

2.2 Yin-Yang in zyklischen Prozessen

Yin und Yang können auch auf dynamische Prozesse wie den Jahresablauf bezogen werden. *45 Tage nach der Wintersonnenwende beginnt die Yang-Energie zu wachsen und die Yin-Energie abzunehmen.* Die Yang-Aspekte Helligkeit, Wärme und Belebung der Natur nehmen zu, während die Yin-Aspekte Dunkelheit, Kälte und Stagnation schwinden – es wird Frühling und dann Sommer. *45 Tage nach der Sommersonnenwende beginnt die Yin-Energie zu wachsen und die Yang-Energie abzunehmen.* Die Yin-Kräfte des Herbstes und des Winters, lassen die Natur sich sammeln und wieder in Dunkelheit und Kälte zurückziehen. (s. Abb. 3, S. 7)

Yang erzeugt das Licht und Yin lässt die Dunkelheit wachsen; auch im Wechselspiel von Tag und Nacht vollziehen sich die Übergänge fließend. Die Nacht als voller Yin-Zustand geht in den frühen (jungen) Yang-Zustand des Morgens über, dem der Mittag als voller Yang-Zustand folgt. Aus dem Mittag geht der Abend hervor, ein früher (junger) Yin-Zustand. Dann kehrt der Tageszyklus zum vollen Yin-Zustand der Nacht zurück.

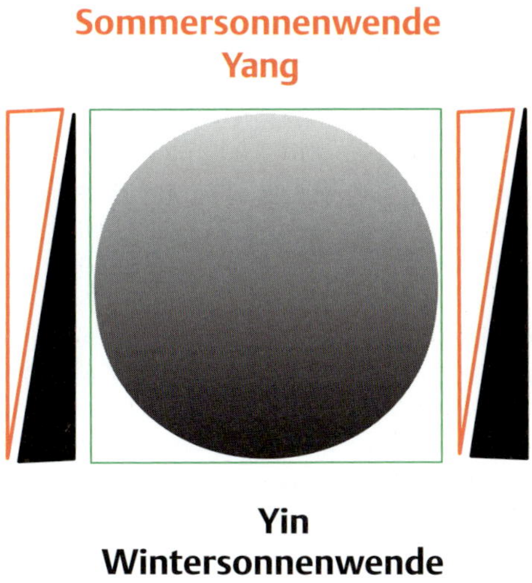
Sommersonnenwende
Yang
Yin
Wintersonnenwende

Abb. 3

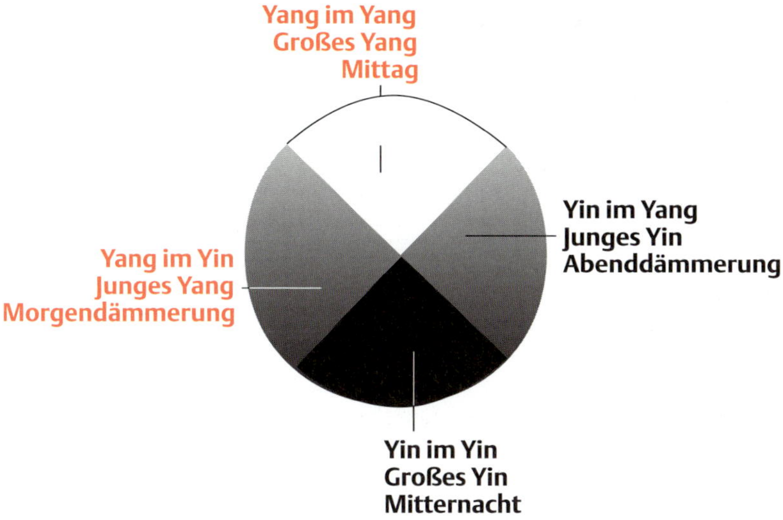
Yang im Yang
Großes Yang
Mittag
Yin im Yang
Junges Yin
Abenddämmerung
Yang im Yin
Junges Yang
Morgendämmerung
Yin im Yin
Großes Yin
Mitternacht

Abb. 4

Vom Morgengrauen bis zur Abenddämmerung besteht die Yang-Partie des Tages. Der Vormittag gilt als Yang im Yin. Vom Mittag bis zur Abenddämmerung ist ebenfalls der Yang-Anteil des Tages, der jedoch dem Yin im Yang entspricht. Von der Abenddämmerung bis zum Hahnenschrei ist die Yin-Partie des Tages. Vom Sonnenuntergang bis Mitternacht ist die Zeit des Yin im Yin. Und von Mitternacht bis zum Morgengrauen ist auch die Yin-Partie, die dem Yang im Yin entspricht. Zum ganzen Yin und vollen Yang hat sich ein wenig Yang und ein wenig Yin hinzugesellt und die Übergänge mit einem „Noch-nicht-Yin" und ein „Noch-nicht-Yang" fließend gestaltet. (s. Abb. 4, S. 7)

Die Synergie von Yin und Yang wird in der Monade, dem Tai Chi, symbolisiert. In der Monade ist der volle Yin-Zustand, das Yin im Yin, in der unteren schwarzen Partie des Kreises und der volle Yang-Zustand, das Yang im Yang, im oberen weißen Abschnitt des Kreises dargestellt. In der schwarzen Fläche liegt ein weißer Punkt plastisch als Ausdruck des Yang im Yin (junges Yang). In der weißen Hälfte ist das Yin im Yang (junges Yin) durch den schwarzen Punkt in der weißen Fläche symbolisiert. (s. Abb. 5)

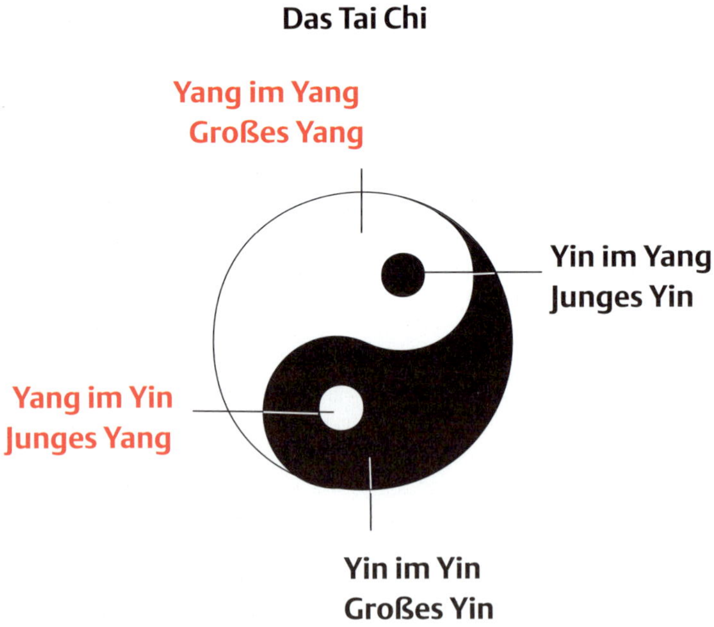

Abb. 5

3 Das Fünfer-System

Nirgends sitzen tote Gäste.
Allerorten lebt die Kraft.
Ist nicht selbst der Fels, der feste,
Eine Kraftgenossenschaft?

Durch und durch aus Eigenheiten,
So und so zu sein bestrebt,
Die sich lieben, die sich streiten,
Wird die bunte Welt gewebt.
Wilhelm Busch

3.1 Basiskräfte der „Fünf Wandlungsphasen"

„Yin und Yang sind die beiden Energien am Ursprung aller Wesen und aller Dinge..."

Auf den ersten Blick scheint es sich bei der Monade um ein Zweiersystem zu handeln, auf den zweiten Blick um ein Vierersystem. Wie also finden sich Yin und Yang in den „Fünf Wandlungsphasen" Wasser, Holz, Feuer, Metall und Erde wieder?

Das Yin im Yin, das reine Yin, wird mit dem Synonym „Wasser" belegt. Hier finden sich Aspekte wie Schattenseite, Dunkelheit, Winter, Kälte, Starre. Wasser als Produkt eines Verdichtungsprozesses ist eine absolut passive, träge Masse. Kaltes, gefrorenes Wasser ist der Inbegriff des Kristallinen, der festgefügten, starren Ordnung.

Die Kraft, die aus der Starre der Ordnung heraus- und in die Aktivität des Chaos hineinführt, wird mit dem Begriff „Holz" versinnbildlicht. Beim Verbrennen von Holz entsteht aus materiegebundener Energie die freie Energie des Feuers. Holz als dynamisierender Yang-Faktor im Yin-Bereich transformiert aus der Stabilität heraus die expansive Dynamik.

Die Phase des reinen Yang, das Yang im Yang, ist Hitze, ist Sonne, ist Sommer und ist Tag. Es ist ein Zustand, der analog der expansiven Dynamik des Feuers als Wandlungsphase „Feuer" bezeichnet wird. Der altchinesische Terminus „Feuer" ist hier dem modernen Wissenschaftsbegriff „Chaos" äquivalent.

Die Kraft, die das expansive Chaos konzentriert und in Richtung Ordnung führt, wird mit der Wandlungsphase „Metall" umschrieben. Das geschmolzene

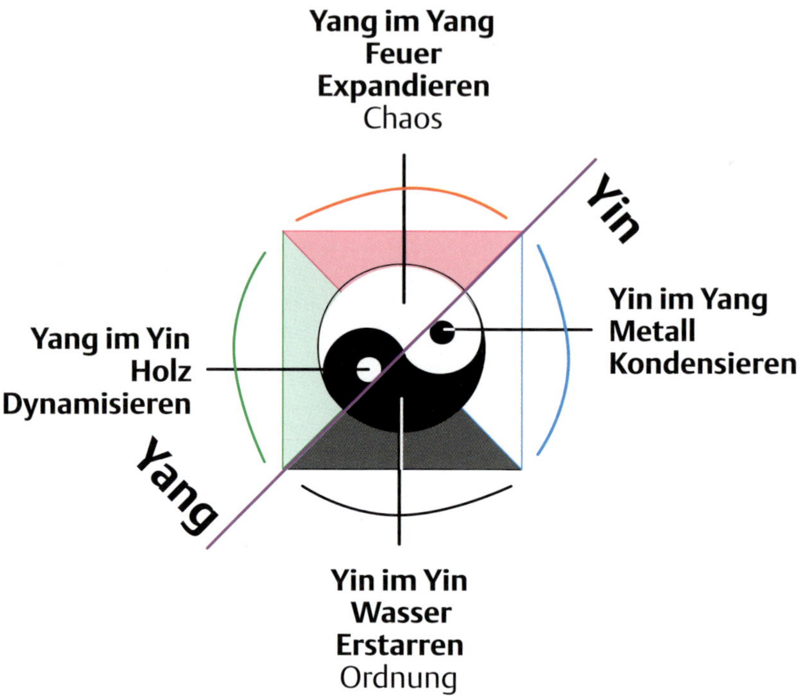

Abb. 6

Metall nimmt eine feste Struktur an; am Metall kondensiert das Wasser. Hier wirkt ein strukturierender, zentripetaler Vektor, der mit Yin im Yang (jungem Yin) beschrieben werden kann.

In der Farbgebung der Wandlungsphasen teilt sich das Weiß des Yang in die beiden Komplementärfarben Rot für Feuer und Grün für Holz auf; das Schwarz des Yin unterscheidet sich ähnlich komplementär in den Wandlungsphasen als Schwarz des Wassers und Weiß des Metalls. (s. Abb. 6)

Dieser Viererzyklus entspricht in verblüffender Weise dem Wechselspiel von Ordnung und Chaos, wie es die moderne Physik und Chaosforschung sieht.

Die altchinesischen Wissenschaftler haben diesem Vierersystem ein fünftes Element hinzugefügt, die Erde. Die Phase „Erde" stand anfangs im Mittelpunkt des Zyklus und nahm auch eine „vermittelnde" Rolle ein. Sie war das Zentrum des Kreislaufs, um das sich alles drehte, und der Schnittpunkt des Achsenkreuzes, in dem alle Linien der Windrose zusammenliefen.

Der Norden, traditionell der untere Schenkel der Windrose, verkörpert Nacht, Kälte, Starre, Ordnung in der Wandlungsphase „Wasser" (Yin im Yin).

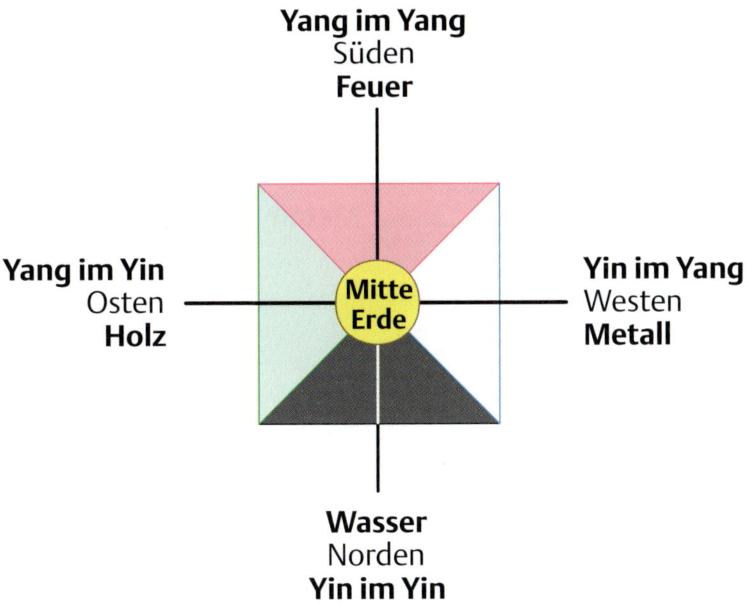

Abb. 7

Der links gelegene Osten, als Ort des Sonnenaufgangs und des Tagesbeginns, wurde als der Wandlungsphase „Holz“ zugehörig (Yang im Yin) gesehen. Der Süden im Zenit des Achsenkreuzes, dem höchsten Stand der Sonne entsprechend, wurde als Phase von Wärme und Licht der Wandlungsphase „Feuer“ (Yang im Yang) zugeordnet. Der nach rechts weisende Westen, wohin die Sonne sich neigt und von wo die Dunkelheit den Tag verdrängt, wird als Wandlungsphase „Metall“ (Yin im Yang) bezeichnet. Im Schnittpunkt des Achsenkreuzes, also der Mitte der Welt, war die „Erde“ eingeordnet. Die Erde beherbergt die vier Himmelsrichtungen und die Kräfte der Welt. (s. Abb. 7)

Die „Erde“ wurde in späterer geschichtlicher Zeit als eigenständige Wandlungsphase aus dem Zentrum herausgenommen und in den Zyklus mit einbezogen. Sie erhielt ihren Platz im Umlauf zwischen „Feuer“ und „Metall“, zwischen Yang (Feuer) und Yin (Metall), wo sie eine vermittelnde und verbindende Funktion einnimmt. Befinden sich auf ihr nicht sowohl glühende Lava wie eisige Gletscher, wirken auf ihr nicht zentrifugale Fliehkräfte ebenso wie zentripetale Gravitationskräfte? (s. Abb. 8, S. 12)

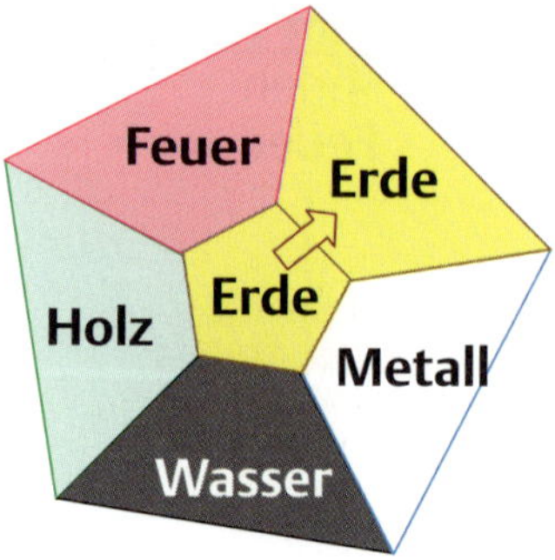

Abb. 8

3.2 Prinzipien

Mein Kind, es sind allhier die Dinge,
Gleichviel, ob große, ob geringe,
Im wesentlichen so verpackt,
Dass man sie nicht wie Nüsse knackt.
Wilhelm Busch

Die Prinzipien des Himmels sind Wasser, Feuer, Holz, Metall und Erde, wobei hier die bloßen geistigen Aspekte, gewissermaßen die „reinen Ideen“ gemeint sind (vergleiche auch das Höhlengleichnis Platos und seine Ideenlehre). Die Prinzipien sind Yang und unterliegen keinem Wandel; jedem Aspekt ist eine Zahl zugeordnet: die 1 dem Wasser, die 2 dem Feuer, die 3 dem Holz, die 4 dem Metall und die 5 der Erde. (s. Abb. 9, S. 13)

Die Dynamik der Welt hingegen entsteht aus der Synthese der himmlischen Prinzipien mit dem substantiellen, struktiven Potenzial der Erde.

Sehr schön wird dies in der chinesischen Zahlensymbolik ausgedrückt: Die 1 des Himmels repräsentiert das Prinzip Wasser; durch die Vereinigung mit der 5 der Erde wird dem Prinzip Gestalt verliehen. 1 plus 5 ergibt die Zahl 6, die die dynamische Zahl der Wandlungsphase „Wasser“ ist. Das Prinzip des Himmels in Verbindung mit der Substanz der Erde macht die Kräfte erfahrbar. Ebenso bildet das Feuerprinzip, die Zahl 2, mit der 5 der Erde die 7 und damit die Gestalt der Wandlungsphase „Feuer“. In gleicher Weise ergeben 3 plus 5 die 8 des Holzes, und 4 plus 5 die 9 des Feuers. Die Zahlen 6 bis 9 (10) gelten somit als die „dynamischen“ Zahlen, die die Energien und Strukturen der Wandlungsphasen repräsentieren. (s. Abb. 10, S. 13)

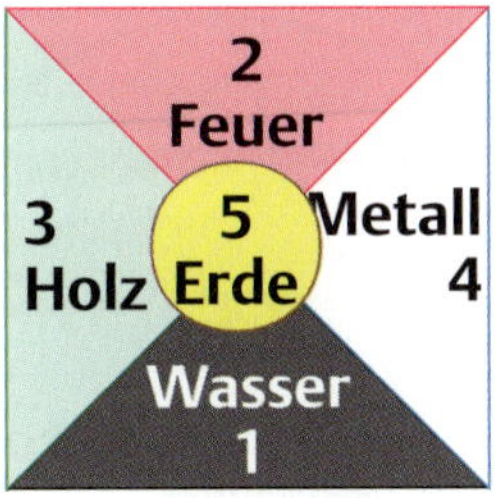

Abb. 9

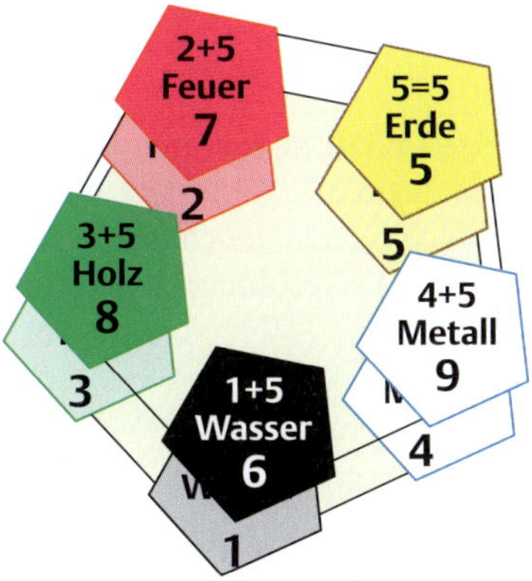

Abb. 10

In jeder Wandlungsphase kommen Himmel und Erde zum Ausdruck, verleihen ihr so zusammen Charakter und Gestalt. Alle Aspekte einer Wandlungsphase gelten als verschiedene Verkörperungen ein und desselben Prinzips, die innerhalb ihrer Wandlungsphase in Wechselbeziehung stehen. Darüber hinaus unterliegen die Wandlungsphasen auch einer kontinuierlichen Interaktion im Zyklus. (s. Abb. 11, S. 14)

3.3 Zyklische Prozesse

Ordnung und Chaos, Struktur und Dynamik sowie zusammenhaltende Wechselwirkung können als die grundlegenden Aspekte der Wandlungsphasen „Wasser", „Feuer", „Metall", „Holz" und „Erde" verstanden werden. In der holis-

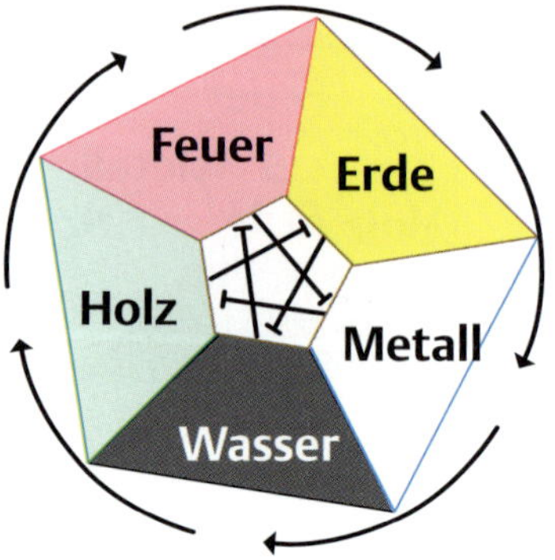

Abb. 11

tischen Betrachtungsweise sind diese Faktoren in vielen sich zyklisch wiederholenden Vorgängen wie Tageslauf, Jahreslauf oder Lebenszyklen etc. wiederzufinden. Sie kehren nicht genau gleich, aber stets ähnlich wieder. In der Chaosforschung werden sie als selbstähnliche Wiederholungen bezeichnet.

Frühling, Sommer und dahinter
Gleich der Herbst und bald der Winter.
Wilhelm Busch

So spiegelt sich der Zyklus der „Fünf Wandlungsphasen" in der Jahreszeitenfolge Frühling, Sommer, Spätsommer, Herbst und Winter wider. In der Natur gibt es die vier Jahreszeiten und die „Fünf Wandlungsphasen". *Erstere lassen entstehen, heranwachsen, sammeln und speichern. Letztere erzeugen Kälte, Hitze, Dürre, Feuchtigkeit und Wind,* heißt es im Huang Ti Nei King So Ouenn.

Der Frühling wird vom Wind als dominierendem Faktor beherrscht. Dies schließt nicht aus, dass zu anderen Jahreszeiten ebenfalls Wind in Erscheinung tritt. Jedoch gilt der Frühling als die windige Jahreszeit per se, in der die Natur des Windes als Element von Dynamik und Erneuerung am intensivsten zu spüren ist. Man denke an Frühjahrsstürme und windiges Aprilwetter. Anders ist der Wind zu allen übrigen Jahreszeiten: Im Sommer bringt er angenehme Kühle, im Spätsommer begleitet er den Gewitterregen, im Herbst lässt er die Drachen der Kinder steigen, und im Winter zieht der eisige Wind die Wärme aus den Kleidern. Dem Sommer, der warmen Jahreszeit, ist die Umweltenergie Hitze zugeordnet. Dem Sommerende wird der Umweltfaktor Feuchtigkeit zugeschrieben und der Herbst gilt als Jahreszeit der Trockenheit. Die kalte Jahreszeit ist selbstverständlich der Winter. (s. Abb. 12, S. 15)

Kraft und Charakter jeder Wandlungsphase drücken sich besonders in ihrer zugeordneten Umweltenergie aus.

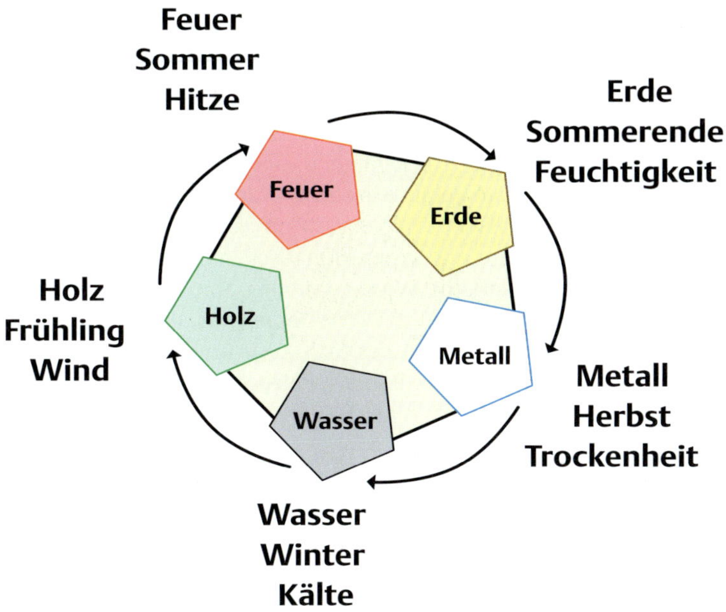

Abb. 12

Die Kälte lässt alles stagnieren, erstarren und sich zusammenziehen, verlangsamt chemische Reaktionen ebenso wie Wachstum und Muskelbewegungen. In der Kälte kristallisieren Raureif und Schnee. Wasser ist passiv, es folgt der Schwerkraft und anderen Kräften, sodass es jede beliebige Form anzunehmen vermag. Auch im Verdunstungseffekt strebt es der Kälte zu. Die Kräfte des Yin im Yin mit dem Begriff Wasser zu umschreiben, spricht für die Genialität der alten Chinesen.

Wind ist Bewegung, ist Unruhe und Dynamik. Er wirbelt Staub auf, peitscht die Gischt und bricht selbst die härtesten Äste aus den Bäumen. Diese Kraft steht für die Energie der Wandlungsphase „Holz“, dem als grünem, wachsenden Spross eine ähnliche Dynamik innewohnt. Mit enormer Wachstumskraft streckt es sich in die Welt und vermag trotz seiner Zartheit, die Erde zu sprengen. Holz symbolisiert als wachsender Spross wie auch als Kraft im Verbrennungsprozess diese Wandlungsphase.

Hitze aktiviert, expandiert, schmilzt und lässt Materie verdunsten. Im Feuer als freie, ungebundene Energie sind Ruhe und Ordnung nicht zu finden, es herrschen Konfusion, Erregung und Expansion.

Feuchtigkeit durchdringt die Stoffe, macht schwer und schwerfällig, behindert das Fortkommen. Sie ist die schwere Masse; ist jedoch auch nährendes, vernetzendes und verbindendes Element, und darum wird die Erde als die alles zusammenhaltende Kraft und die Basis allen Seins angesehen.

Das Metall gleicht als Schmelze dem Feuer und als Guss dem Kristall. Seine strukturierende Eigenschaft lässt Wasser kondensieren und in seinem reinen Zustand hat es die Tendenz, sich zu verbinden. Es bietet Fläche zu Kondensation und Oxydation. Ähnlich der Trockenheit trennt es anfangs, lässt dann ein Benetzen und schließlich ein Verändern zu. Als Wandlungsphase steht „Metall" zwischen „Erde" und „Wasser".

Der jahreszeitliche Zyklus mit seinen klimatischen Energien nimmt Einfluss auf belebte und unbelebte Natur. Winter, Frühling, Sommer, Spätsommer und Herbst beherbergen die Energien des Sich-Verbergens, des Geborenwerdens, des Wachsens, des Fruchtens und des Sich-Zurückziehens. Im Vegetationszyklus von Samen-, Wachstums-, Blüten-, Befruchtungs-, bis hin zum Reife- und Samenstadium ist der Einfluss der Kräfte nachvollziehbar.

Der Winter ging, der Sommer kam.
Er bringt aufs neue wieder
Den vielbeliebten Wunderkram
Der Blumen und der Lieder.

Wie das so wechselt Jahr für Jahr,
Betracht´ ich fast mit Sorgen.
Was lebte, starb, was ist, es war,
Und heute wird zu morgen.
Stets muss die Bildnerin Natur
Den alten Ton benützen
In Haus und Garten, Wald und Flur
Zu ihren neuen Skizzen.
Wilhelm Busch

Die drei Monate des Winters: das bedeutet Verschluss und Speicherung. Im Winter stagniert das Leben. Die Bäume haben ihre Lebensenergie unter die Rinde zurückgezogen, die übrigen mehrjährigen Pflanzen ruhen in ihrem Wurzelwerk unter der Erde, und das neue Leben schlummert verborgen im Samenkorn. Die Schneedecke lässt alles in kristalliner Starre verharren.

Die drei Monate des Frühlings: das bedeutet Entwicklung und Öffnung. Im Frühling regt sich das Leben. Die Samen keimen, die Knospen springen auf, und die Keime schießen in die Höhe. Es ist die Zeit des Aktivierens und Wachsens.

Die drei Monate des Sommers: das bedeutet Reichtum und Fülle. Mit voller Kraft wachsen und erblühen die Pflanzen. Das Leben entfaltet seine höchste Aktivität.

Zum Sommerende nimmt die Körpersubstanz zu, die Natur steht „in vollem Saft und Kraft". Es ist die Zeit des Fruchtansetzens, des Anlegens von Winterspeck und damit der Sicherung des Fortbestandes des Lebens.

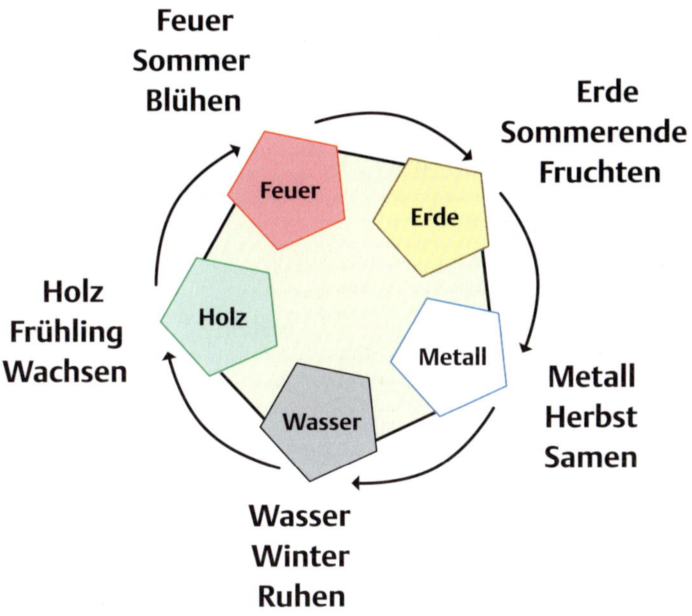

Abb. 13

Die drei Monate des Herbstes: das bedeutet Ausgeglichenheit der äußeren Einflüsse. So wie sich im Reifungsprozess das neue Individuum verfestigt, beginnt in der Natur ein Prozess des Sich-Zusammenziehens. Die Samen kapseln sich ab, die Blätter werden trokken, und die Lebenskräfte sammeln sich unter der Rinde, um sich in das Wurzelwerk zurückzuziehen. So bereitet sich die Natur auf die kommende Jahreszeit vor. (s. Abb. 13)

Auch der Mensch als lebendiger Teil der Welt unterliegt den Kräften des natürlichen Wandels, und auch sein Lebenszyklus, seine Generationsfolge gehorchen den Gesetzmässigkeiten der „Fünf Wandlungsphasen". Das Leben kommt aus dem Wasser, aber in der Wandlungsphase „Wasser" stagniert das Leben, die Gene ruhen. Mit der nachfolgenden Phase „Holz" setzt die Wachstumsdynamik und damit die Embryogenese ein. Zart, kräftig und expansiv bewegt sich das junge Leben in die Welt hinaus. Der Bewegungsdrang eines Kindes ist enorm; seine Gestalt raschen Veränderungen unterworfen, bis der junge Mensch in der „Blüte seines Lebens" steht. Die Wandlungsphase „Feuer" ist bestimmt von Aktivität und Lebenslust. Die Gründung einer Familie ist der eigentliche Kernpunkt für den Weiterbestand des Lebens, sie ist das zusammenhaltende Element im Zyklus der Generationen, eine Zeit der Fürsorge und der Versorgung. Hier steht die Wandlungsphase „Erde" sowohl im Mittelpunkt

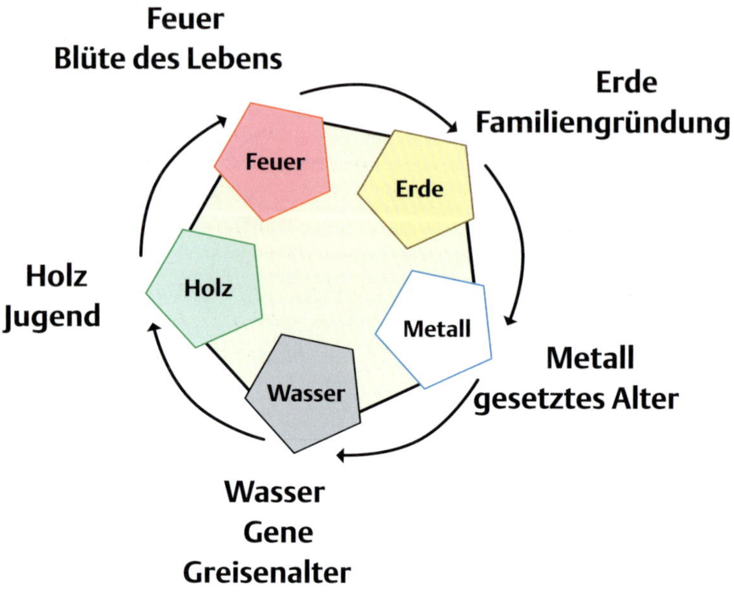

Abb. 14

des individuellen Lebenszyklus wie auch im Reigen der übrigen vier Wandlungsphasen des Lebenslaufes. Der nun folgende Lebensabschnitt steht im Zeichen der Konsolidierung, die der Wandlungsphase „Metall" entspricht. Die expansive Kraft hat nachgelassen, nun bestimmen Stabilisierung und Verfestigung das Leben, der Mensch tritt in das „gesetzte Alter" ein. Nicht nur der Geist, auch der Körper festigt sich, wird trockener als er in der Jugendzeit war und verliert an Spannkraft. Schließlich endet der Lebenslauf in der Kraftlosigkeit der Wandlungsphase Wasser. Alle Lebensprozesse verlangsamen sich, erstarren und versiegen. Schließlich stirbt das Individuum, und sein Körper wird mineralisiert. (s. Abb. 14)

3.4 Innere und Äußere Energien

Materie und Energie unterliegen einem ständigen Austausch, einem immerwährenden Wechselspiel aus Transformation und Modulation, sei es im Verbrennungsprozess des Motors, im Spiel der Gezeiten, im Zyklus der Vegetation oder in der Physiologie unseres Körpers. Alles wirkt aufeinander, fließt ineinander. Die Winzer wissen sogar zu berichten, dass der Wein in den Fässern unruhig wird, wenn draußen die Weinpflanzen blühen, und der anthroposophisch ausgerichtete Saat- und Pflanzkalender berücksichtigt unter anderem die Stellung des Mondes beim Säen, Bearbeiten und Ernten der Pflanzen. Umweltenergien, Töne, Farben, Gerüche, Geschmacksrichtungen und Emotionen können nach taoistischer Vorstellung ebenso aufeinander einwirken. Die Esoteriker des Mittelalters verstanden Materie als gefrorene Energie. Seit Einstein erscheinen diese Gedanken auch für den heutigen Naturwissenschaftler nicht mehr absurd. Die chinesischen Wissenschaftler vor 5000 Jahren unterschieden nicht grundsätzlich zwischen Materie und Energie, indem sie lehrten, dass die Konzentration der Energie vom Yang zum Yin führe und die Manifestation der Energie vom Yin zum Yang, was nichts anderes heißt als dass freie Energie (Yang) sich in Materie (Yin) konzentriert und Energie sich in Materie äußert.

Also sprach der Fatalist:
Du musst werden, wie du bist.
Widerstreben ist vergebens.
Der Gebieter allen Lebens
Gab dir schon zu Anbeginn
Deinen Wunsch und Eigensinn,
Bald mit ja und bald mit nein,
Gerade so und so zu sein.
Wilhelm Busch

Analog den fünf Grundphänomenen kennt die Chinesische Medizin fünf (sieben) grundlegende Emotionen[1], die analog den Umweltenergien als innere Energien bezeichnet werden. *Der Mensch hat fünf Speicherorgane, die fünf Energien erzeugen, die sich wiederum in Freude, Zorn (Aggression), Sorge (Grübeln), Traurigkeit und Angst verwandeln.* Hier werden gewissermaßen archaische Emotionen aufgezählt, die das Leben von Mensch und Tier mitbestimmen, wie eine kleine Fabel von Katze und Maus zu verdeutlichen mag: Eine Katze auf Mäusejagd kehrt ihr aggressives Verhalten heraus. Sie spannt die Muskeln, schleicht sich an ihr Opfer heran und fährt die Krallen aus. Die verschreckte Maus ist erstarrt vor Angst. Hat die Katze die Maus gefangen, ist ihre Freude groß. Ist die Maus jedoch entwischt, versucht die Katze, dieser hektisch zu folgen. Nachdem sie die Maus gefressen hat, liegt die Katze satt und grübelnd in der Sonne. Während dessen ziehen sich die übrigen Mäuse in Trauer zurück. Die Emotionen Angst, Aggression, Freude, Grübeln und Trauer gelten als Innenweltenergien und haben weitreichende Auswirkungen auf Körperfunktionen. (s. Abb. 15, S. 20)

Im Menschen gibt es die fünf Speicher (Yin-Organe). Diese wandeln die fünf Einflüsse und lassen so Freude, Zorn, Nachdenklichkeit, Trauer und Furcht entstehen. Freude und

1 Vgl. S. 122

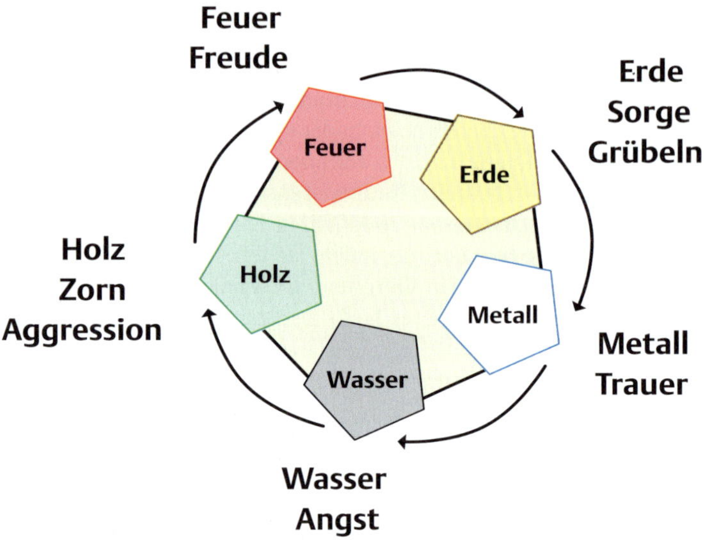

Abb. 15

Zorn vermögen die Einflüsse zu schädigen; Kälte und Hitze vermögen das Gestalthafte zu schädigen.

In den Yin-Organen wird die Energie der jeweiligen Emotionen erzeugt. Deren Unter- wie auch Übermaß schadet dem jeweiligem Funktionskreis oder stört die Zirkulation von Energie und Blut. („Es lässt ihm das Blut in den Adern stocken.") Demgegenüber schädigt ein Übermaß der klimatischen Energie die „Form", die Struktur. Harmonie und Ausgeglichenheit sind die besten Grundlagen für ein langes und gesundes Leben. *Werden Freude und Zorn nicht in Maßen gehalten, überschreiten Kälte und Hitze bestimmte Grenzwerte, dann steht das Leben nicht mehr auf fester Grundlage.*

An dieser Stelle sei nochmals ausdrücklich darauf hingewiesen, dass das Organ im Verständnis der Traditionellen chinesischen Medizin kein anatomisches, statisches Körperteil ist, sondern einen funktionellen Komplex darstellt; auch wenn der Organname häufig synonym als Bezeichnung für den jeweiligen Funktionskreis gebraucht wird. Dieser Funktionskreis umfasst das Organ in seine Koppelung zum Organpaar (Yin- und Yang-Organ) und zu dessen Meridianverläufen, physiologischen Geschehen, vegetativen Verknüpfungen, somatotopischen Erscheinungen, psychosomatischen Funktionen, Emotionen, Umweltenergien etc. Der Funktionskreis ist der medizinische Aspekt der Wandlungsphase.

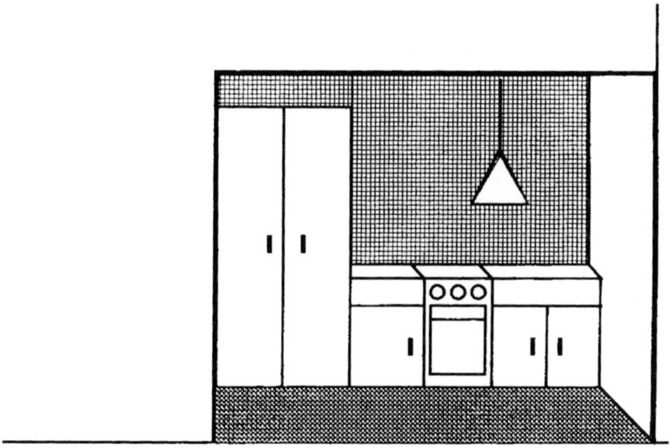

Abb. 16

Eine bildliche Vorstellung vom Funktionskreis kann am Beispiel der Küche dargestellt werden. Der Begriff „Küche" definiert den Raum innerhalb des Hauses. Dieser Raum ist charakterisiert durch die spezifische Ausstattung (Fußboden, Lampe, Wasseranschluss...), die sich von der anderer Räume deutlich unterscheidet. Die Bezeichnung „Küche" kann sich aber auch auf das Mobiliar beziehen, wenn man davon spricht, dass man sich „eine neue Küche kaufe". Spüle, Kühlschrank etc. sind hier mit einbezogen. Die spezielle Funktion und die besondere Atmosphäre der Küche haben Fernwirkungen, wenn man die Versorgung der Bewohner bedenkt oder den Küchengeruch, der durch die Räume zieht. Im übertragenen Sinne spricht man von „der guten Küche" eines Restaurants und meint damit die Speisekarte. Die chinesische Vorstellung vom Funktionskreis eines Organs ist ähnlich weit gefasst und vielseitig. (s. Abb. 16) Ebenso wie der Organbegriff ist der Krankheitsbegriff der Chinesischen Medizin nicht mit dem der westlichen Medizin identisch. Im funktionsbezogenen Denken der Chinesischen Medizin wird selbst die Organfunktion als energetisches Geschehen aufgefasst, und es werden bereits Störungen und Befindensstörungen als behandlungsbedürftig angesehen, die im Sinne der westlichen Medizin noch nicht als Erkrankungen definiert werden. Die völlig eigenständige Physiologie und Pathogenese sowie die andersartige Definition der Erkrankung implizieren eine systemeigene Beurteilung der Krankheit mittels systemorientierter Anamnese und spezieller Diagnostik, die jeder Akupunkturarzt beherrschen muss. Da die unterschiedlichen Betrachtungsweisen nur beschränkt direkte Vergleichsmöglichkeiten zwischen westlicher und Chinesischer Medizin zulassen, ist die Akupunktur für den westlichen Arzt ohne Kenntnis der Chinesischen Medizin zunächst schwer verständlich.

4 Grundgedanken der Wandlungsphasen

4.1 Wandlungsphase „Wasser“

Die Energie der Wandlungsphase „Wasser“ ist die Kälte. Kälte lässt physikalische wie chemische Prozesse langsamer ablaufen – dies gilt natürlich genauso für physiologische Prozesse oder Bewegungsabläufe. Kälte führt zu Kontraktion und Erstarrung. Nach chinesischer Vorstellung behindert sie die Zirkulation von Blut und Qi. Die dem Wasser-Element zugeordneten Organe, Niere und Blase, zeigen in der Tat eine erhebliche Kälteempfindlichkeit. Wir kennen nicht nur das medizinische Phänomen der Kältepolyurie, auch Blasenerkältungen und dysurische Beschwerden im Sinne einer Reizblase werden häufig durch Kälte (besonders kalte Füße, am Ursprung des Nieren-Meridians) ausgelöst. Aber auch bei anderweitigen Erkältungen stellen sich Kältephänomene entlang des Blasen-Meridians ein: Es „läuft einem kalt über den Rücken“, der Körper zittert, die Zähne klappern. Wäßrig-klare, reichlich fließende Sekrete, sei es Sputum, Urin, Diarrhö oder Fluor, weisen auf eine Kälte-Krankheit hin. Schmerzen, die durch Kälte ausgelöst wurden, werden als tief, anhaltend, bohrend und fest lokalisiert charakterisiert.

Ähnliche Phänomene wie das Frieren lassen sich auch bei Angst beobachten – die als Emotion der Wandlungsphase „Wasser“ beigeordnet ist. Auch einige typische Redensarten unseres westeuropäischen Kulturkreises lassen ähnliche Kontextualisierungen beobachten: Man ist „starr vor Angst“, „macht sich vor Angst in die Hose“, oder es „steckt einem die Angst in den Knochen“, nachdem einem zuvor ein „eisiger Schreck in die Glieder gefahren ist“.

Die Wandlungsphase „Wasser“ verkörpert in der chinesischen Medizinphilosophie also nicht nur das Passive, Starre, Harte, sondern auch das Tiefliegende und Formgebende, Wesenhafte. Daher werden nicht nur Knochen und Zähne der Niere zugeordnet, sondern die Niere gilt der Chinesischen Medizin auch als Sitz von Vitalität und Erbenergie. Sie ist verantwortlich für unsere Konstitution, unser geistiges Potenzial wie unsere generativen Fähigkeiten – in der Phase der ruhenden Gene wie auch in der Phase, in der sich die Lebenskraft erschöpft. Im Greisenalter tritt eine zunehmende Versteifung und Verknöcherung ein. Psychisch wie physisch, mit dem Wassergehalt in Knochen und Bindegewebe schwindet auch die Vitalität. Wille und Gedächtnis sind die geistigen Funktionen, die die Chinesische Medizin der Niere zuschreibt; auch sie erfahren deutliche Beeinträchtigungen durch das Alter. Zuletzt sei noch die Altersschwerhörigkeit als typische Beeinträchtigung des Greises genannt: Das Ohr, tief eingebettet in die härteste Knochensubstanz des Körpers, ist ebenfalls der Niere zugeordnet – wofür sicherlich allein die Form sprechen dürfte.

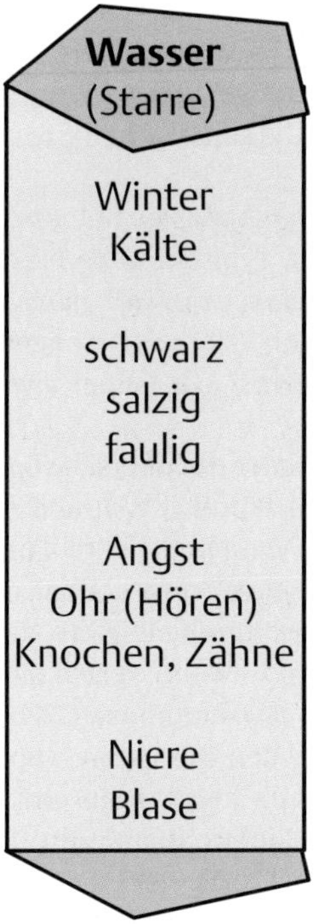

Abb. 17

Auch ein Geschmack, der salzige, und ein Geruch, nämlich der faulige, werden der Wandlungsphase „Wasser“ und dem Winter zugeordnet.

All die genannten Aspekte zeichnen also den Begriff Wasser in der Chinesischen Medizin aus. Wichtig für das Verständnis ist es zu realisieren, dass die Faktoren Kälte(empfindlichkeit), Angst/Ängstlichkeit, Salzhunger/-unverträglichkeit sowohl Anzeichen wie Ursache einer Störung im Funktionskreis Niere-Blase sein können. (s. Abb. 17)

4.2 Wandlungsphase „Holz“

Die Wandlungsphase „Holz“ entspricht dem Frühling: Welche Farbe wäre daher passender als Grün? Das chinesische Schriftzeichen für Grün, das auch Blau bedeuten kann, findet seinen Ursprung in einem Piktogramm, das auf einen grünen Trieb zurückgeht. Hier finden wir Dynamik, Tempo und Bewegung – zugehörige Umweltenergie ist der Wind, der das Charakteristische der Wandlungsphase „Holz“ sehr plastisch widergibt.

Die Chinesen ordnen dem Holz die Organe Leber und Gallenblase zu. Die dem Holz eigene Körperschicht ist – wie könnte es anders sein – der dynamische Teil unseres Bewegungsapparates, unsere Sehnen und Muskeln. Ob den alten Chinesen bewusst war, dass die Leber der größte Glykogenspeicher des Körpers ist, sei dahingestellt.

Unser beweglichstes und schnellstes Sinnesorgan ist das Auge mit seinen unzähligen kleinen Muskeln. Typische Lebererkrankungen mit Ikterus lassen sich ohnehin gewöhnlich zuerst am Auge nachvollziehen. Das Auge ist auch besonders empfindlich für den Wind als pathogenes Agens, sei es nun im Rahmen einer „Cabriokonjunktivitis" oder einer allergischen Konjunktivitis nach Pollenflug.

Übrigens legt auch hier wieder der deutsche Sprichwortgebrauch nahe, dass man die zugehörige Emotion, nämlich Wut und Aggression, sehr gut ebenfalls am Auge beobachten kann: Wenn jemandem nämlich „die Wut aus den Augen guckt". Vermutlich ist er „sauer" (um einmal den dem Holz zugeordneten Geschmack, typisch für grüne, unreife Früchte zu nennen) oder es ist ihm eine „Laus über die Leber gelaufen" – wenn es sich nicht überhaupt um einen Choleriker handelt! Es soll ja auch vorkommen, dass jemand, „dem die Galle überläuft", seine Aggression über den Bewegungsapparat entlädt: Wenngleich die meisten nur etwas „Wind machen", ohne ernsthafte Schäden anzurichten. Allerdings steht auch dies zu befürchten, wenn es sich um einen Patienten mit einer alkoholtoxischen Leberschädigung handelt, bei der es ja regelhaft zu Störungen des Aggressionsverhaltens kommt.

Auch hier gilt wieder: Die Einwirkung von Wind oder, im geistigen Bereich, Zorn bzw. unterdrückten Aggressionen schädigen die Leber; andererseits ist eine reizbare Konstitution Anzeichen einer Störung im Funktionskreis Leber-Gallenblase; ebenso wie die Anfälligkeit für „Wind-Krankheiten". Neben der erwähnten Konjunktivitis gelten auch Hexenschuss oder Tortikollis der Chinesischen Medizin als Wind-Krankheiten. Sie haben ihre Ursache häufig in Wind oder Zugluft und ähneln auch in ihrer Charakteristik dem Wind: sie kommen plötzlich, wechseln Lokalisation und Symptomatik. Wind-Schmerzen sind ausstrahlend, elektrisierend und von Parästhesien begleitet. Ein weiteres Charakteristikum des Windes ist die Bewegungseinschränkung. Damit wird deutlich, warum auch eine Fazialisparese oder ein Apoplex als Wind-Krankheit gelten: Apoplex heißt auf chinesisch „Zhong feng" – Windschlag.

Wind tritt als pathogener Faktor selten allein, häufig aber in Kombination mit anderen Umweltenergien auf, denen er geradezu als Vehikel dazu dient, in den Körper einzudringen. Häufig finden wir Wind-Kälte, Wind-Hitze oder Wind-Feuchtigkeit kombiniert. (s. Abb. 18)

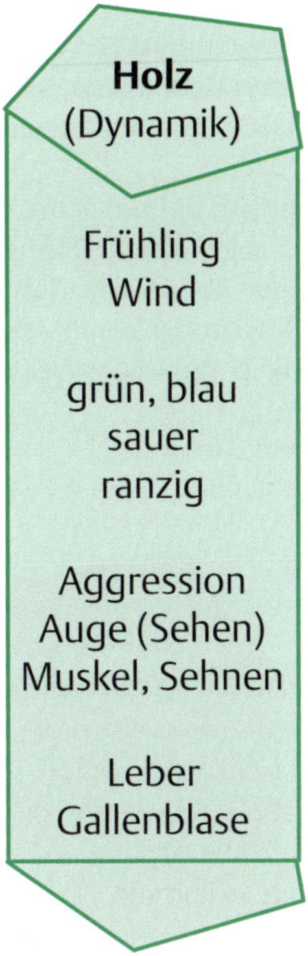

Abb. 18

4.3 Wandlungsphase „Feuer“

Dem Feuer-Element, der deutlichsten Yang-Entsprechung, sind gleich zwei Meridian-/Organpaare zugeordnet: Herz-Dünndarm sowie Perikard-Dreierwärmer. (Das Perikard dient in der Chinesischen Medizin zur Unterstützung des Herzens, während der Dreierwärmer verstanden werden kann als System mit endokrinen und vegetativen Funktionen, das auf die drei Körperhöhlen – Thorax, Ober- und Unterbauch – bezogen wird).

Die Farbe Rot, die dem Herzen zugeordnet wird, gilt auch heute noch in China als Farbe des Glücks, der Aufrichtigkeit und der Freude. Denn die dem Herzen zugehörige Emotion ist – natürlich – die Freude, die „Herzenswärme“. Kann es da überhaupt eine Pathologie, ein Zuviel an Freude geben? Pathologische Varianten wären im Extremfall die Manie, im minder schwerwiegenden Fall die Hektik, die „Hitzigkeit" und ihre chronischen Auswirkungen: ein typisches Managersyndrom mit oder ohne organische Herzerkrankung, häufig aber mit (funktioneller) Tachycardie. Denn Hektik lässt, ebenso wie Freude, unser Herz „höher", schneller schlagen – wie auch im Fieber der Puls sich beschleunigt und die Haut sich rötet.

Sein Herz trägt man bekanntlich auf der Zunge; und wem „des Herze voll ist, dem läuft die Zunge über": zugeordnetes Sinnesorgan ist die Zunge, wohlgemerkt aber als Instrument der Kommunikation und der Sprache. Eine rote Zunge verweist auf Hitze im Körper; der dem Herzen zugeordnete Geschmack ist bitter, wie viele Pflanzen, die herzwirksame Glykoside enthalten (oder Kaffee). (s. Abb. 19)

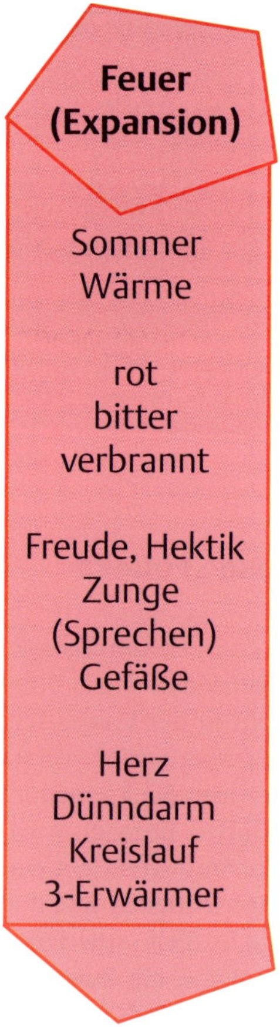

Abb. 19

4.4 Wandlungsphase „Erde“

Die Wandlungsphase „Erde“ stellt nicht nur eine eigenständige Wandlungsphase, sondern auch die „Mitte“, die zusammenhaltende Bindung des Systems, dar. Sie wird gekennzeichnet durch die Farbe Gelb, Farbe des reifen Korns und der reifen Früchte – die kaiserliche Farbe im Reich der Mitte, wie China auch heute noch genannt wird, die auf den Dachziegeln der Verbotenen Stadt glänzt und auch dem lehm-und erdhaltigen Gelben Fluß ihren Namen gab.

Der entsprechende Funktionskreis Milz-Pankreas-Magen kann in seiner Bedeutung ähnlich gesehen werden: Er stellt nicht nur die Basis unserer Energieversorgung, unserer Ernährung dar, sondern seine zugehörige Körperschicht,

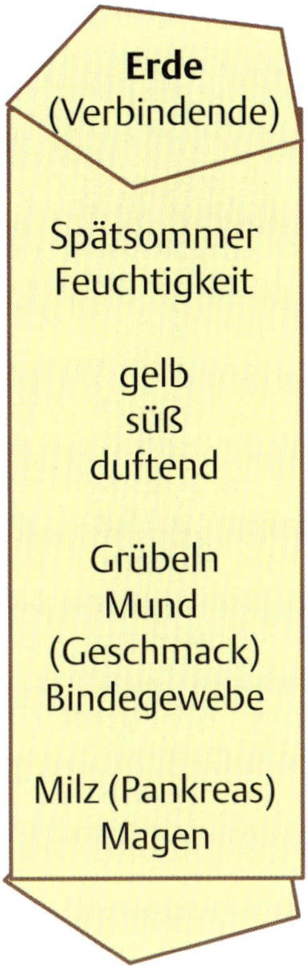

Abb. 20

das Bindegewebe oder Mesenchym (man könnte überhaupt von der Körpermasse sprechen), dient sowohl als bindende Substanz zwischen den Zellen als auch als Gewebe der Grundregulation, das alle Lebensprozesse beeinflusst.

Auf dem Magen-Meridian liegen die Mamillen. Die ernährende und tragende Funktion des Uterus wird der Milz zugeschrieben, sie bildet das Blut, das den ganzen Körper nährt und befeuchtet. Die dem Funktionskreis Milz-Pankreas-Magen zugeordnete Umweltenergie ist in der Tat die Feuchtigkeit – nicht zu verwechseln mit dem Wasser. So wie im Spätsommer alle Früchte sich vor dem Herbst noch einmal mit süßem Saft vollsaugen, wie auch die Erde reichlich Kapazität für Feuchtigkeitsaufnahme bietet, so wird Feuchtigkeit im Körper im Bindegewebe abgelagert. Im pathologischen Falle entstehen Ödeme, Schwellungen, auch Lymphödeme oder Lipödeme. Feuchtigkeit im Sinne der Chinesischen Medizin behindert den freien Fluß der Energie, schadet dem Yang, beschwert, behindert und macht träge. Feuchtigkeit führt zur Viskositätszunahme in Körpersekreten, zur Schleimbildung. Chronische Entzündungen ebenso wie Autoimmunprozesse tragen Feuchtigkeitscharakter. Typische Feuchtigkeitserkrankungen betreffen also das Bindegewebe, den Bewegungsapparat (z.B. Rheuma) oder den Verdauungstrakt – und sie sind bei weitem nicht immer nur durch externe Faktoren wie feuchtes Klima bedingt.

Das Sinnesorgan des Erd-Elementes ist nämlich wiederum die Zunge und der Mund. Diesmal aber in ihrer Funktion als Geschmacksorgan, an dem Störungen im Funktionskreis an seitlichen Zahneindrücken gut erkenntlich sind. Eine chronische Feuchtigkeitsakkumulation im Körper ist denn auch zumeist alimentär bedingt – besonders durch Fehlernährung mit feuchter, kalter Nahrung (Joghurt, Quark etc.) oder zuviel Zucker: Welcher Geschmack passte besser in diesen Funktionskreis als der süße?

Wie aber steht es um die geistigen und emotionalen Aspekte des Erd-Elementes? Wie das Sprichwort dies ausdrückt: „Gutes Essen hält Leib und Seele zusammen", wenngleich auch „ein voller Bauch nicht gern studiert". Die Chinesen sehen in der Milz die Residenz des Denkens. Wenn dieses schwerfällig wird, auf der Stelle tritt, zu Grübeln und Sorgen, zur Depression wird, handelt es sich um eine Funktionsstörung im Funktionskreis Milz-Magen; ebenso bei vielen Gedächtnis- oder Konzentrationsstörungen. Aber auch ein Zuviel an geistiger Arbeit kann die Milz beeinträchtigen. „Sorgen können auf den Magen schlagen" – ein häufiges Krankheitsbild in unserer westlichen Welt, in der Fehlernährung mit Bewegungsmangel einhergehen. (s. Abb. 20, S. 27)

4.5 Wandlungsphase „Metall“

Das Metall, zugeordnet dem Herbst, wird im Körper durch den Funktionskreis Lunge-Dickdarm repräsentiert. Zusammen stellen sie unsere größten Austauschflächen dar; aber nicht nur ihre Schleimhaut, insgesamt werden Haut und Schleimhäute diesem Funktionskreis zugeschrieben. Unsere Haut dient nicht nur der Atmung, dem Austausch, sondern auch der Abgrenzung gegenüber der Umwelt und der Abwehr gegenüber äußeren Umweltenergien. Neben Atemwegserkrankungen finden sich hier auch Allergien und atopische Diathesen; überschießende Abwehrgefechte mit dem umgebenden Umweltmilieu als klassische Störungen im Funktionskreis, die sich ja vorwiegend an Lunge, Darm oder Haut abspielen. Übrigens ist leicht nachvollziehbar, warum gerade der scharfe Geschmack dem Funktionskreis Lunge-Dickdarm zugehörig ist, denn es gibt einige scharfe Gewürze, die eine deutliche Wirkung auf die Atemwege (und, vor allem bei Überdosierung, auch auf den Dickdarm) haben: neben Pfefferminze, Eukalyptus und Kampher auch Pfeffer oder Meerrettich.

Die der Lunge zugeordnete Farbe ist Weiß: Weiß war und ist die Farbe der Trauer in China (während in unserem Kulturkreis diese mit Schwarz, der Farbe der Angst, belegt wurde). Auch auf die geistigen Funktionen bezogen haben Lunge und Dickdarm etwas mit der Abgrenzung, mit dem geistigen Loslassen-Können (nicht erst seit Freud!) – und somit mit der Trauer zu tun. Der Herbst stimmt melancholisch, die Blätter werden trocken und fallen welk zu Boden – Trockenheit ist als pathogener Faktor der Lunge und dem Dickdarm zugeordnet, die ihr gegenüber besonders empfindlich sind. Es sei noch kurz angefügt, dass in Nordchina, wo die Philosophie der „Fünf Wandlungsphasen“ entstanden ist, der Herbst die trockenste Zeit des Jahres ist und häufig ganz Peking unter einer weißen Sandschicht verschwindet, die die trockenen Winde aus der Mongolei mitbringen.

Erkrankungen durch Trockenheit spielen in der Akupunkturpraxis eher eine untergeordnete Rolle. Sicca-Syndrom oder Hauterkrankungen mit trockener Haut sind der Akupunktur zwar prinzipiell zugänglich, bedürfen aber meist der Ergänzung durch die chinesische Kräutertherapie.

In dieser kurzen Zusammenfassung sind nicht alle Bedeutungen der klassischen „Fünf Wandlungsphasen“ dargestellt; auch beinhalten diese nur einen Teilaspekt der Chinesischen Medizin.

Generell sollte jedoch festgestellt werden, dass der Organbegriff der Chinesischen Medizin um vieles weiter gefasst ist als in der westlichen Medizin und die Organe immer nur dynamisch und in ihren Wechselwirkungen, aber niemals isoliert betrachtet werden dürfen. Die Chinesische Medizin ist rein phänomenologisch ausgerichtet und überwiegend funktionell, nicht morphologisch orientiert. Körper und Geist bilden ein eng verwobenes Geflecht, das sich wechselseitig beeinflusst und nicht getrennt betrachtet werden

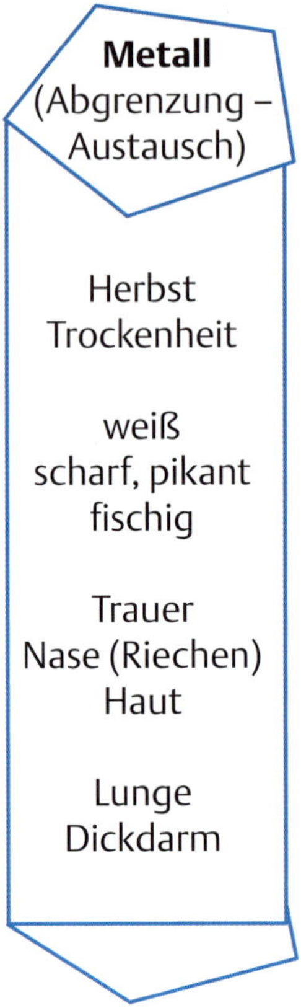

Abb. 21

kann. Wie schon oben angedeutet, werden die geistigen Funktionen ebenso wie die Emotionen dezentralisiert im Körper den verschiedenen Organen (Funktionskreisen) zugeordnet, in denen sie entstehen und an die sie gebunden sind.

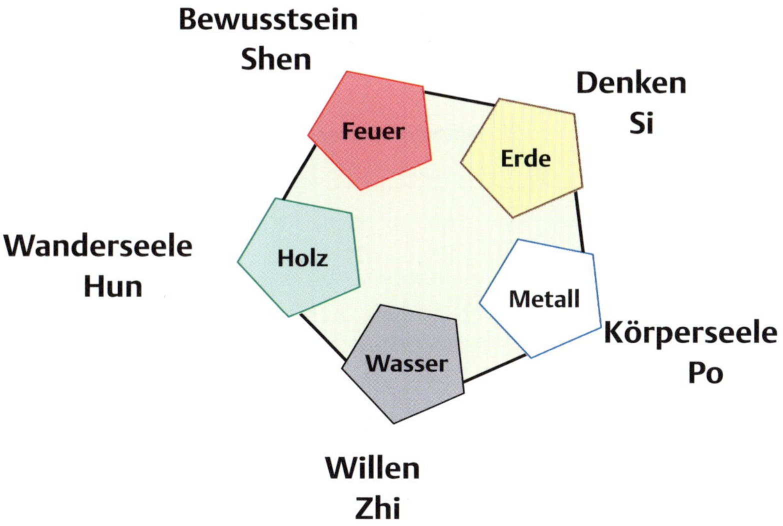

Abb. 22: Das Herz trägt unser Bewusstsein, unseren wachen Geist, shen
Die Lungen beherbergen unsere Körperseele Po,
Die Leber unsere Wanderseele Hun,
Die Milz das Denken Si
und die Nieren den Willen Zhi.

4.6 Moderne Forschungsergebnisse

Die EAV, die Elektroakupunktur nach Voll, ist als modernes elektromedizinisches Messverfahren aus der Akupunktur hervorgegangen. Das Grundprinzip dieser Methode basiert auf der elektrischen Widerstandsmessung im organotropen Akupunkturpunkt. Aufgrund von Messserien hat man die Zahnfächer den Funktionskreisen zuordnen können:

- die Schneidezähne dem Funktionskreis Niere-Blase,
- die Eckzähne Leber-Gallenblase,
- die unteren Prämolare und oberen Molare Milz-Pankreas-Magen,
- die oberen Prämolare und unteren Molare Lunge-Dickdarm und
- die Weisheitszähne dem Funktionskreis Herz-Dünndarm bzw. Kreislauf-Dreierwärmer.

Zuordnung der Zahnfächer zu den Wandlungsphasen

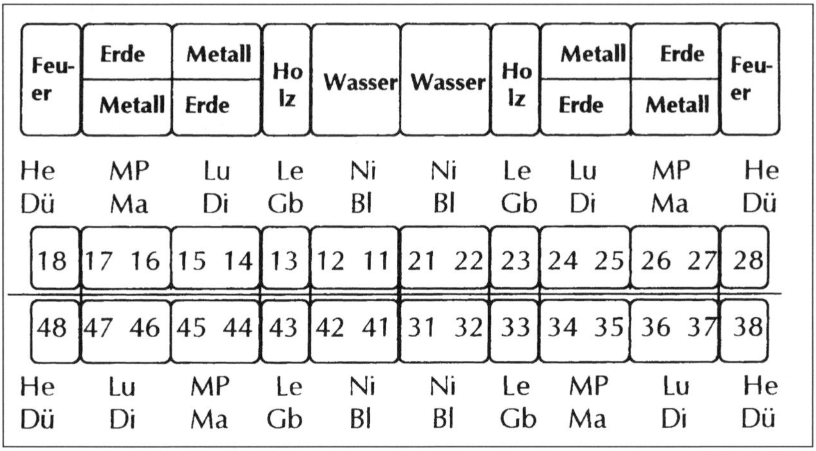

Abb. 23

Diese Zuordnungen gewinnen zunehmende Bedeutung in der Hinweisdiagnostik auf konstitutionelle Schwächen und sind insbesondere nützlich in der Diagnostik der Fernwirkungen von Störfeldern auf Funktionskreise. So kann z.B. ein wurzelbehandelter Zahn im Odonton 25 als Störfeld über die Wandlungsphase „Metall" im Dickdarm-Meridian-Bereich ein homolaterales Schulter-Arm-Syndrom unterhalten, hervorrufen und mitverursachen. (s. Abb. 23)

4.7 Zusammenfassung

Die Wandlungsphasen können in zweifacher Weise betrachtet werden. Einerseits stellen sie die Wandlung in einem dynamischen, quasiperiodischen Zyklus dar, wie es Tageslauf, Jahreslauf und Lebenslauf illustrieren. Sie unterliegen einem ständigen Kreislauf, der – wie später noch beschrieben wird – wie ein kybernetischer Regelkreis Regulations- und Gegenregulationsmechanismen unterliegt. (s. Abb. 24, S. 33)

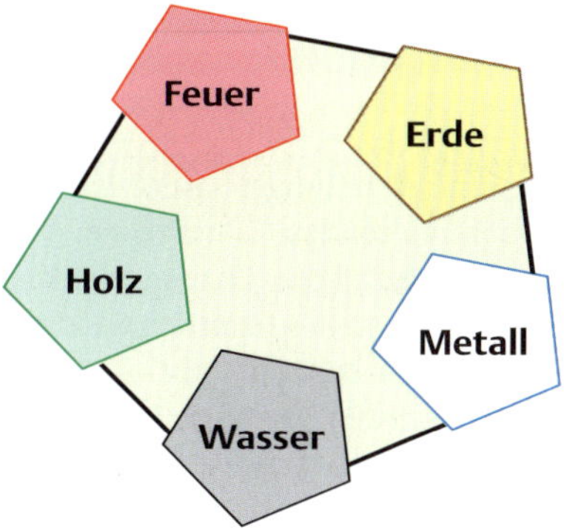

Jahreszeit
Klimatische Energie
Emotion
somatische Funktion
psychische Funktion
Yin-organ
Yang-Organ
Körpergewebe
Sinnesorgan
Geschmacksorgan
Geschmacksrichtung
Geruch
Farbe
etc.

Abb. 24

Andererseits können die Wandlungsphasen einzeln, gewissermaßen als Schublade betrachtet werden, in der die Aspekte eingeordnet sind, die im wechselseitigen Zusammenhang bzw. als die verschiedenen Wesenheiten eines „himmlischen" Prinzips gesehen werden.

Die Schubladen tragen als Oberbegriff und synonym für ihren jeweiligen energetischen Aspekt die Bezeichnung „Wasser", „Holz", „Feuer", „Erde" und „Metall". Dabei unterscheidet die altchinesische Denkweise nicht streng zwischen Materie und Energie, die als Konzentration der Energie und deren Manifestation gesehen werden. Auch Organe, Farben, Gerüche, Emotionen, klimatische Energien und Jahreszeiten werden nach analogem Denken in Beziehung zueinander gesetzt. Nach altchinesischer Auffassung wird jedes Detail in einer Wandlungsphase als ein und dieselbe Wesenheit auf verschiedenen Ebenen des Seins empfunden. Unter kritischen, westlichen Gesichtspunkten kann man die „Fünf Wandlungsphasen" zumindest als eine therapieorientierte Systematisierung eines großen Erfahrungswissens über Wechselbeziehungen anerkennen.

5 Wandlungsphasen und Menschentypen

In der statischen Betrachtungsweise der „Fünf Wandlungsphasen“ lassen sich fünf Menschentypen entsprechend den dominierenden Faktoren der Wandlungsphasen klassifizieren. Körperliche und psychische Charakteristika wie auch die Reaktionsfähigkeit auf Umweltenergien stellen Zuordnungskriterien dar. Wie bereits aus anderen Konstitutionslehren bekannt, gibt es auch hier Mischtypen. Der Einfachheit halber soll im folgenden der reine Typ, die abgegrenzte Wandlungsphase dargestellt werden. Dabei hat der Autor der didaktischen Zweckmäßigkeit den Vorzug vor dem Anspruch auf Vollständigkeit gegeben. Als geschulter Beobachter und tiefgründiger Menschenkenner hat Wilhelm Busch in seinen „Max und Moritz“-Geschichten die archaischen Grundstrukturen der Menschentypen in anschaulicher Form herausgestellt. Diese galt es zu entdecken und den „Fünf Wandlungsphasen“ zuzuordnen. (s. Abb. 25)

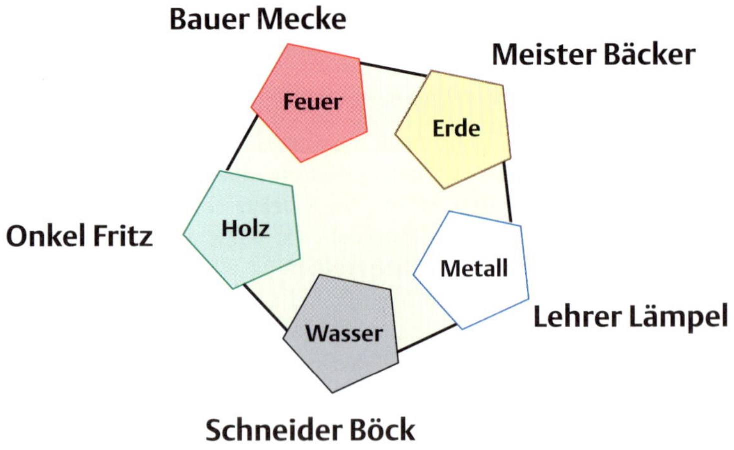

Abb. 25

5.1 Wandlungsphase „Erde“ – Meister Bäcker

Wie schon bekannt, wird der Wandlungsphase „Erde“ der *Spätsommer* zugeordnet, in dem als vorherrschende klimatische Energie *Feuchtigkeit* auf die belebte und unbelebte Natur einwirkt. Feuchtigkeit *weicht* die Erde auf, produziert *glitschigen* Schlamm und *klebrigen* Matsch. Feuchtigkeit macht alles *schwer* und *haftend*, ebenso wie durchtränkte Kleidung oder nasse Schuhe. (s. Abb. 26)

Das chinesische Wort „*Chi*“ für Feuchtigkeit bedeutet im übertragenen Sinne auch *Schwellung, Schwere, Unbeweglichkeit, Herabsinken* sowie das *stumpf und tief Empfundene.*

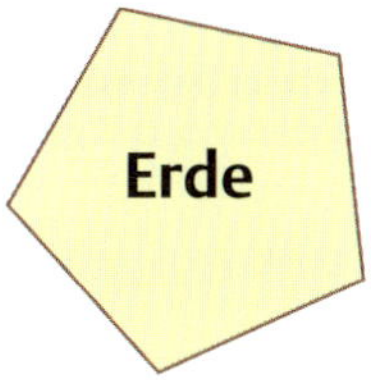

Abb. 26

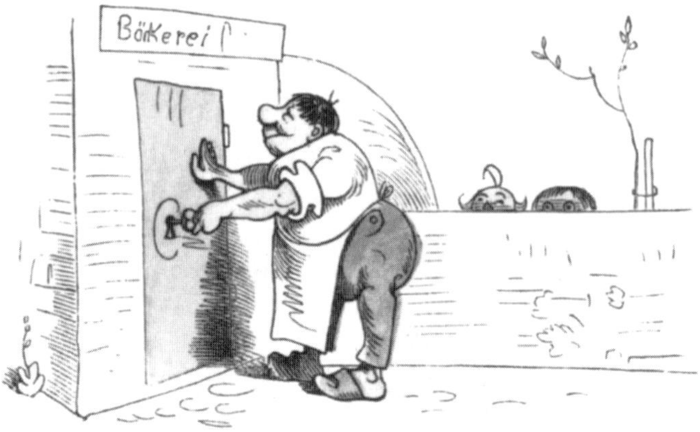

Doch der Bäcker, mit Bedacht,
Hat das Backhaus zugemacht.

Abb. 27a

Mit dem Meister Bäcker hat Wilhelm Busch einen Mann dargestellt, den man nach seiner Statur und seinem Gehabe der Wandlungsphase „Erde" zuordnen kann. Sein *massiger, aufgeschwemmter* Leib, sein *aufgeblähtes Abdomen* und sein *aufgedunsenes Gesicht* mit apathischem, *müdem Gesichtsausdruck*, seine ganze *Müdigkeit* und *Kraftlosigkeit* (leerer Kopf und schwere Glieder) sind Symptome einer Schwäche im Funktionskreis *Milz-Pankreas-Magen*. Die Bewegungen sind *langsam, behäbig* und *träge*. So einen *bleichen, blassen* Menschen kann man sich gut mit *fettiger, schlecht durchbluteter Haut* vorstellen. Nichtsdestotrotz kann dieser Wandlungsphase aber auch ein *hagerer* und *dürrer* Mensch zugeordnet werden, denn was hier im Übermaß vorhanden ist, kann auch durch seinen Mangel Symptome charakterisieren.

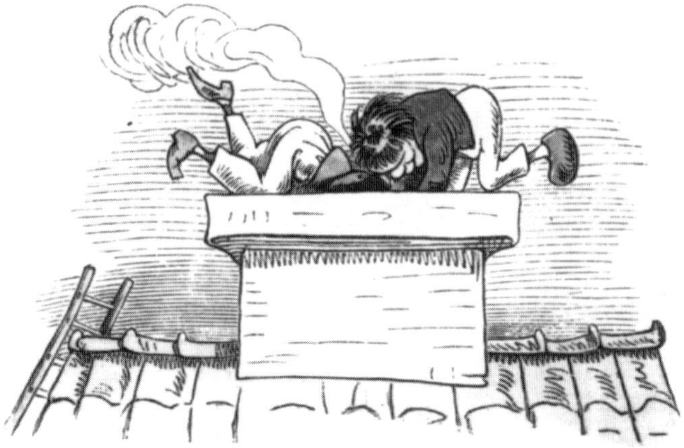

Abb. 27b

Der *aromatische* Duft und das Verlangen nach *süßen* Zuckersachen locken Max und Moritz in die Backstube. Es sind gerade die *oralen Genüsse*, die in dieser Wandlungsphase eine bedeutende Rolle spielen.

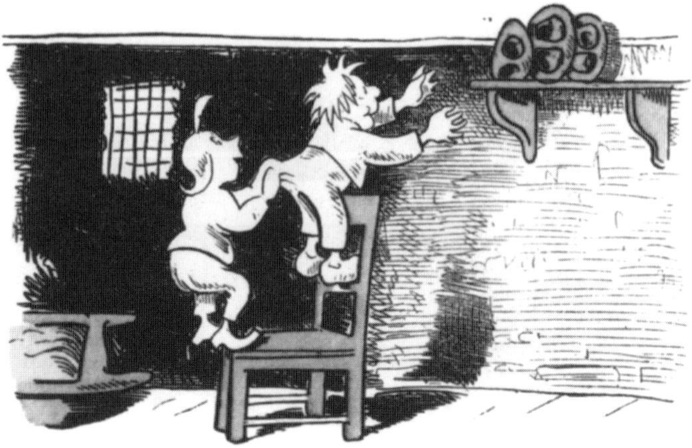

Aber schon mit viel Vergnügen
sehen sie die Brezeln liegen.

Abb. 27c

Max und Moritz bekommen einen wäßrigen Mund, wenn sie die *gelben, goldbraunen* Brezeln sehen. Durch Balance versuchen sie, die *Schwere* ihres Körpergewichts auszugleichen.

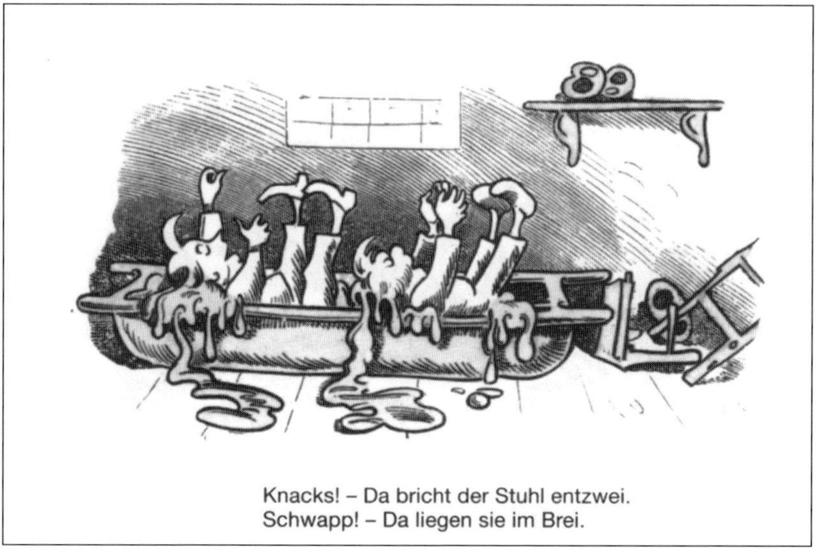

Abb. 27d

Der Stuhl ist aus dem Leim gegangen, das *Bindegewebe* hat nicht gehalten. Die beiden versinken im *gelben, schleimigen, süßen* Brei. Ähnlich dem *glitschigen, feuchten Schleim* ist dies ein auffallendes Charakteristikum dieser Wandlungsphase. Sei es Nasenschleim, schleimiges Expektorat oder schleimige Diarrhö – die Wandlungsphase „Erde“ ist betroffen.

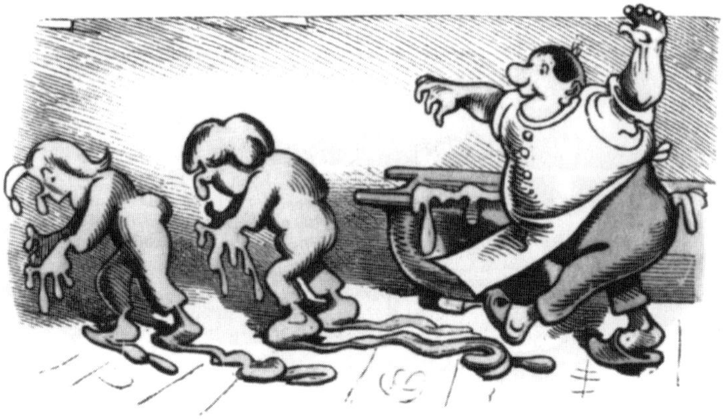

Gleich erscheint der Meister Bäcker
Und bemerkt die Zuckerlecker.

Ganz von Kuchenteig umhüllt
Stehn sie da als Jammerbild. –

Abb. 27e

Wie zu sehen ist, gehört zur Feuchtigkeit auch das *Unbeholfene*, das *Kraftlose*, das „*Nicht von der Stelle kommen*“. Menschen, die auch mit ihren Gedanken *schwerfällig* sind, auf der Stelle treten und *grübeln*, zählen somit ebenfalls in diese Kategorie. Feuchtigkeit gilt als die äußere Energie, das *Grübeln* und *Sorgen* als innere Energie. Beides kann Ursache oder Symptomatik sein.

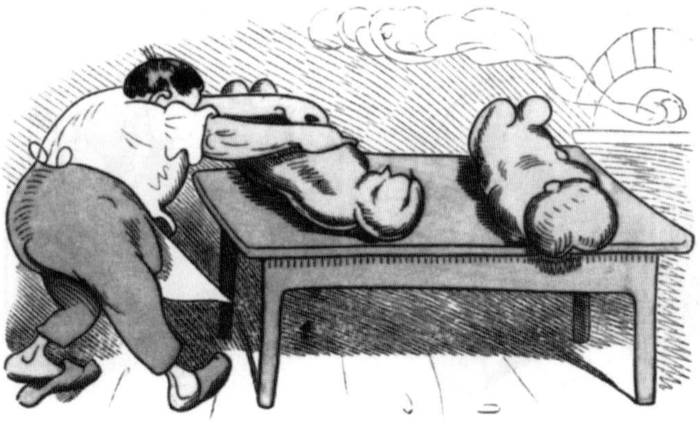

Eins, zwei, drei – eh' man's gedacht,
Sind zwei Brote draus gemacht.

Abb. 27f

Angesichts des *wortkargen, übellaunigen* Bäckers müssen sich Max und Moritz um ihre Existenz sorgen. Aber die überstarke Begierde nach *oralen Genüssen* kann eben auch etwas Zerstörerisches haben. Menschen dieses Typs neigen zu einer starken *Ich-Bezogenheit* und demzufolge zu *Hypochondrie, Grübelei* und *Trübsinn*. Sie verrennen sich in ihre Probleme.

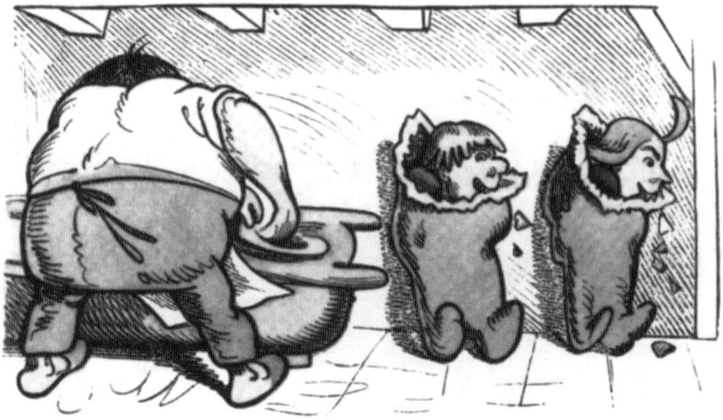

Jeder denkt: „die sind perdü!“
Aber nein! – noch leben sie! –

Knusper, knasper! – Wie zwei Mäuse
Fressen sie durch das Gehäuse;

Abb. 27g

Die Krankheiten in der Wandlungsphase „Erde“ sind meist *schleichende, chronische* und nur *langsam* oder *schwer zu bessernde Leiden*. Akupunktur kann in diesem Falle häufig nur eine symptomatische Therapie sein. Die chinesische Kräutertherapie ist hier oft eher indiziert.

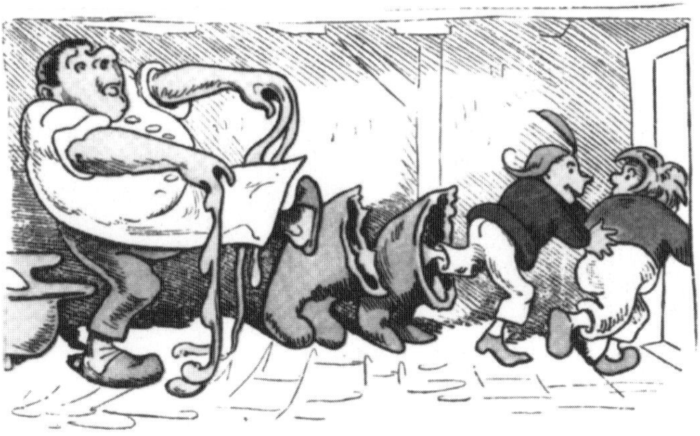

Und der Meister Bäcker schrie:
„Ach herrje! da laufen sie!"

Abb. 27h

Max und Moritz trotzen der Behandlung. Der Bäcker, der in seiner *Schwerfälligkeit* dieser Wandlungsphase zu sehr verhaftet ist, kann sie nicht halten. Die Schwerfälligkeit kann sämtliche Körperfunktionen betreffen. Sie kann eine *erhöhte Viskosität der Flüssigkeiten und des Blutes* bewirken und so zu *Verschleimung, Ödemen oder Zirkulationsstörungen*, aber auch zu *Veneninsuffizienz* mit *Varikosis* führen. Weitere Störungen dieser Wandlungsphase können ein Druckgefühl im Brustraum sowie Völlegefühl und Blähungen im Bauchraum sein.

5.1.1 Zusammenfassung

Wandlungsphase „Erde“

Spätsommer
Mitte
Feuchtigkeit
Gelb
Süß
Duftend

Milz-Pankreas
Magen
Bindegewebe
Lymphe
Mund und Lippen
dickflüssiger Speichel

Schmecken
Singen
Begreifen
Denken
Grübeln
Besorgnis

Konfrontation*
Kontakt*
Analyse*
Integration*

* Keine Inhalte der klassischen Texte, Definition nach Gleditsch.

5.2 Wandlungsphase „Metall" – Lehrer Lämpel

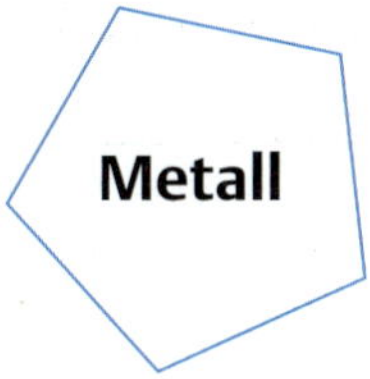

Abb. 28

Die Wandlungsphase „*Metall*" ist durch die *Trockenheit des Herbstes* gekennzeichnet. Trockenheit entsteht durch einen *Mangel an Flüssigkeit* oder auch durch ein Übermaß an Hitze oder Wind. Zur Wandlungsphase „Metall" zählen im weitesten Sinne alle Prozesse in der Natur oder im Organismus, die zu einer *Austrocknung* führen.

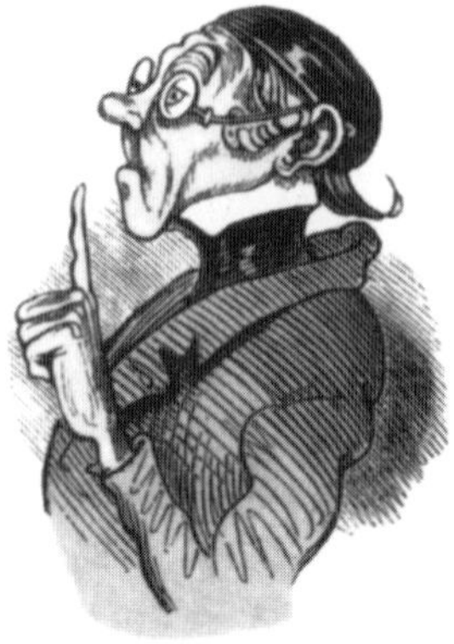

Also lautet ein Beschluß:
Daß der Mensch was lernen muß. –
Daß dies mit Verstand geschah,
War Herr Lehrer Lämpel da. –

Abb. 29a

Die Lunge ist Sitz der Körperseele „Po", die auch als vegetative oder animalische Seele bezeichnet wird und die für unsere Wahrnehmungsfähigkeit, im übertragenen Sinne auch für unsere Intuition verantwortlich ist. Die Lunge ist für unseren inneren Rhythmus zuständig. Sie bestimmt auch unsere Fähigkeit zur Abgrenzung wie zum Kontakt mit der Umwelt. Der Menschentyp dieser Wandlungsphase ist *kontrolliert, vernunftbetont, sachlich* und *unabhängig.*

Zu dieser Wandlungsphase zählen aber auch die *Konzentration*, die *Sammlung*, die *Kreativität* und die *Intuition*, das *„dröge" (trockene) Gemüt*, die *Freudlosigkeit* und die *Langeweile.*

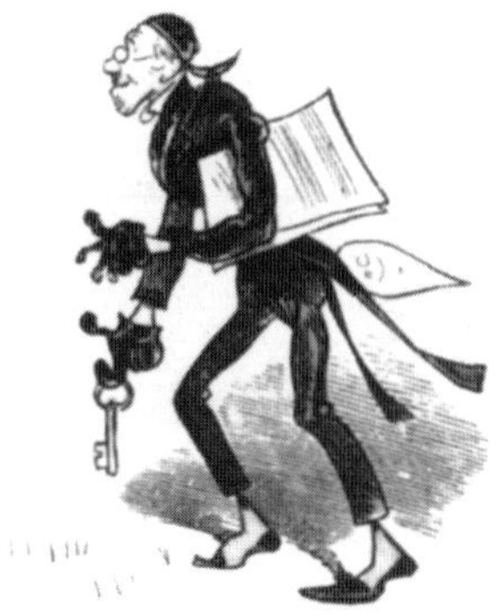

Nach besorgten Amtsgeschäften,
Und mit Buch und Notenheften,
Lenkt er seine Schritte
Zu der heimatlichen Hütte,

Abb. 29b

Der hier vorgestellte Lehrer ist so ein *trockener, humorloser* Mensch – ein *gramgebeugter Kummerrücken*, den man sich gut als *kontaktarmen, verschlossenen Sonderling*, als *geizigen Sammler* vorstellen kann.

Außerdem steht er von seinem Alter her im Herbst des Lebens, ist ein vereinsamter, ausgetrockneter, trauriger Greis. Sein *bedächtiger, langsamer Gang* drückt seine geordnete und sachliche Art aus. Häufig haben solche Menschen ein dreieckiges Gesicht und sind auffällig *blass*.

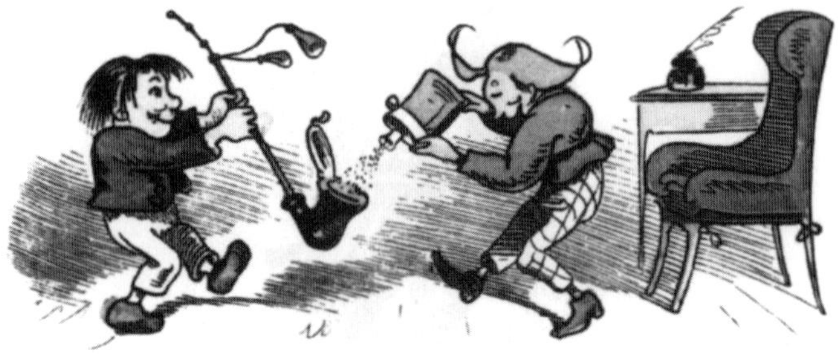

In sein Haus und seine Stuben
Schlichen sich die bösen Buben
Und geschwinde, stopf, stopf, stopf!
Pulver in den Pfeifenkopf.

Abb. 29c

Die äußere Energie dieser Wandlungsphase ist das *Pulvertrockene. Trockenheitssymptome* können *trockener Mund* und *Rachen, trockene Lippen, trockene Kehle* und *Globusgefühl* sein. Aber auch *trockener Husten* ohne Auswurf, *trockene Haut* mit Schuppen und Faltenbildung zählen dazu wie *trockener, harter Stuhl.* (Übrigens sah auch Siegmund Freud den Zusammenhang zwischen Geiz und Obstipation.)

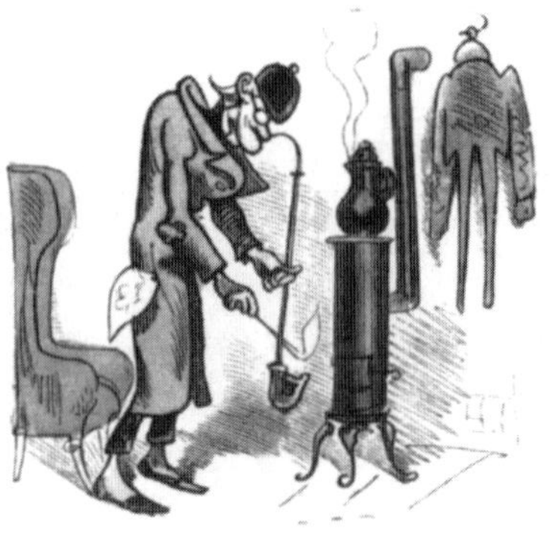

Und voll Dankbarkeit sodann,
Zündet er sein Pfeifchen an.

Abb. 29d

Bei *leicht gebeugter Körperhaltung mit schmalen Thorax* belastet er als Pfeifenraucher seine *Lungen*. Hitze erzeugt eine trockene Luft, die, indem sie die *Schleimhäute austrocknet*, zu *trockenem Husten* und *Bronchitis* führt. Bekanntermaßen hat das Rauchen auch einen Effekt auf die Funktion des Yang-Organs *Dickdarm*, dessen primäre Funktion die *Ausscheidung* ist. Die Lungen als Yin-Organ der Wandlungsphase „Metall“ schließen auch *Nasopharynx, Thoraxwand* und *Zwerchfell* mit ein.

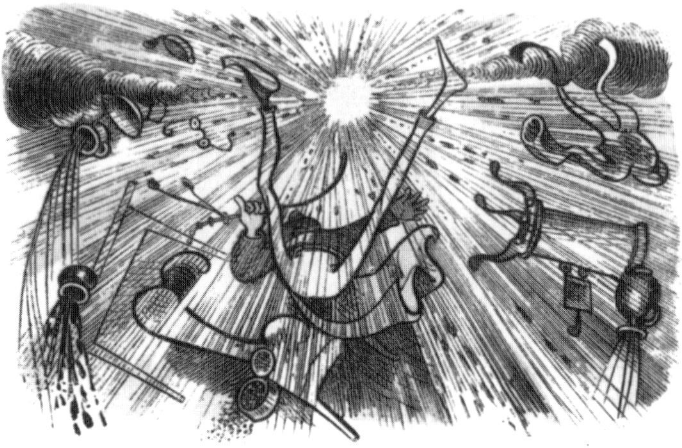

Rums! – Da geht die Pfeife los
Mit Getöse, schrecklich groß.

Abb. 29e

Hier werden uns die Folgen einer übermäßigen Hitzeentwicklung bildlich vor Augen geführt. Wie später ausführlich dargestellt, *invasiert* das übermäßige Feuer *über den Weg der Inhibition* von der Wandlungsphase „Feuer“ in die Wandlungsphase „Metall“, wo es erheblichen Schaden anrichtet.

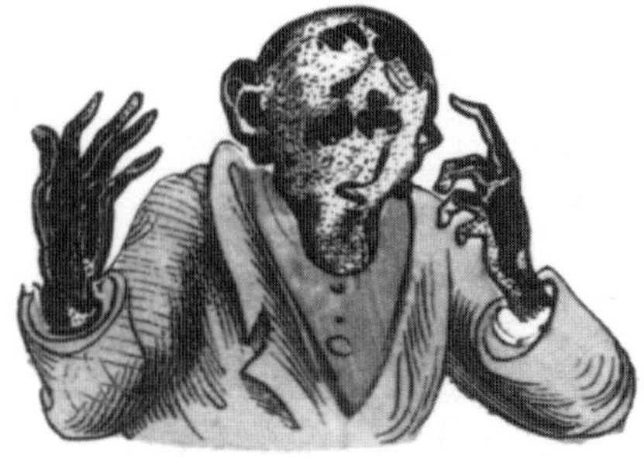

Nase, Hand, Gesicht und Ohren
Sind so schwarz als wie die Mohren,
Und des Haares letzter Schopf
ist verbrannt bis auf den Kopf.

Abb. 29f

Hitze führt zu Verbrennungen v.a. an *Nase, Haut* und *Haaren*, Körperteilen der Wandlungsphase „Metall“. Während das *Körperhaar* dem Funktionskreis *Lunge-Dickdarm* zugerechnet wird, gehört das Kopfhaar zum Funktionskreis Niere-Blase. Der Verbrannte bietet ein trauriges Bild – *Trauer* ist die emotionale Energie dieser Wandlungsphase. Sowohl die *tiefe grundlose Traurigkeit* als auch die *verzweifelte Erschöpfung* können Ursache oder Symptom einer Erkrankung sein.

5.2.1 Zusammenfassung

Wandlungsphase „Metall“

Herbst
Westen
Trockenheit

Weiß
Scharf, pikant
Geruch nach Fisch
Lunge
Dickdarm
Nase
Haut, Schleimhaut
Ödeme

Klagen
Traurigkeit
Kummer

Sich zurückziehen
Rückbildung
Sammlung

Selektion*
Permeabilität*
Austausch*
Kreativität*
Intuition*

* Keine Inhalte der klassischen Texte, Definition nach Gleditsch.

5.3 Wandlungsphase „Wasser“ – Schneider Böck

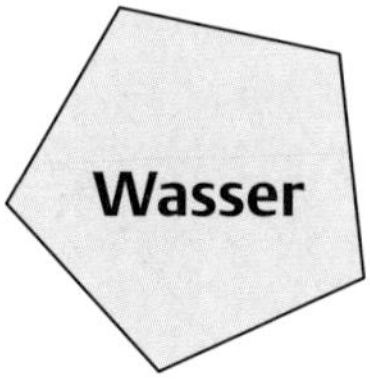

Abb. 30

Die Wandlungsphase „Wasser“ mit der *Kälte* gehört selbstverständlich zum *Winter*. Kennzeichnende Eigenschaften des Wassers sind die *Kälte*, die *Nässe*, das *Abwärtsfließen* und das *Formlose*. Andererseits ist es als *gefrorenes Wasser* geradezu der Inbegriff der *kristallinen Ordnung*, der *erstarrten Form*. Das chinesische Wort „Han“ bedeutet neben Kälte auch im übertragenen Sinne *Erkalten, Erstarren, Verlangsamung, Verkrampfung, Zusammenziehen* und *Ruhen*.

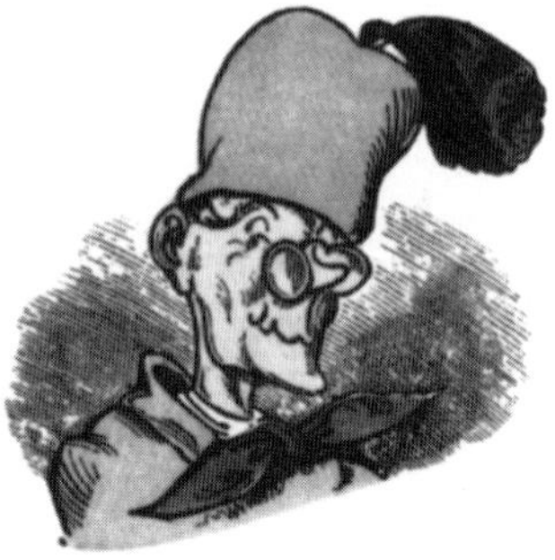

Jedermann im Dorfe kannte
Einen, der sich Böck benannte. –

Abb. 31a

Das Gesicht des Schneiders Böck lässt einen *scheuen, unsicheren, gehemmten, verklemmten* und *angespannten* Menschen vermuten. *Angst* und *Furcht* sind die emotionalen Äußerungen des „Wassers". Kälte und Angst können Ursache wie Symptom einer Störung in dieser Wandlungsphase sein.

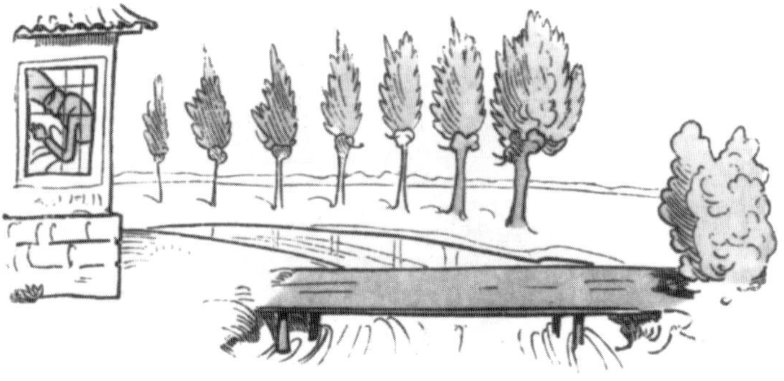

Nämlich vor des Meisters Hause
Floß ein Wasser mit Gebrause.

Abb. 31b

Kälteeinwirkung, Kältereaktion, Kältegefühl und *Angst vor Kälte* kennzeichnen diesen Menschentyp. Als *hagerer, ruhiger, asthenischer* Mensch *fröstelt* er leicht, was durch seine *Hypoaktivität* noch gefördert wird. *Kalte Füße, kalter Rücken* und *kalter Nacken* plagen diesen Menschen oft. Indem der „Schneider Böck“ im Schneidersitz auf dem Tisch sitzt, dringt die Kälte nicht in den *Nieren-Meridian* ein, der unter der Fußsohle entspringt. Die Sonne scheint ihm auf den Rücken, wo der *Blasen-Meridian* verläuft.

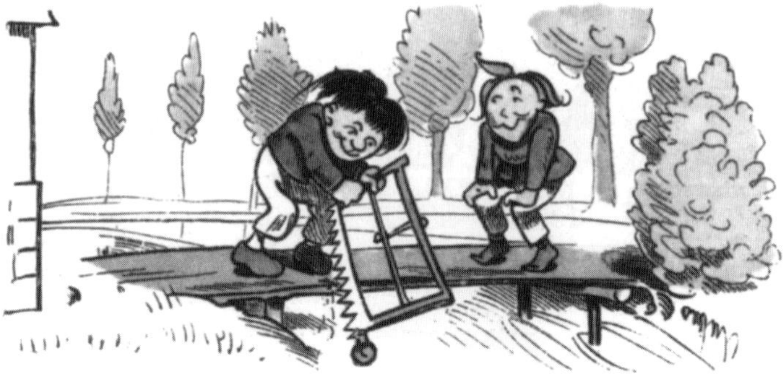

Max und Moritz, gar nicht träge,
Sägen heimlich mit der Säge,
Ritzeratze voller Tücke,
In die Brücke eine Lücke. –

Abb. 31c

In dieser Wandlungsphase findet man die Kälte, aber auch das *kalte, klare Wasser*. Es ist das *fließende* oder das *stehende Wasser*, was nicht mit der Feuchtigkeit der Wandlungsphase „Erde" zu verwechseln ist. Über das Wasser führt ein *knochenharter* Steg.

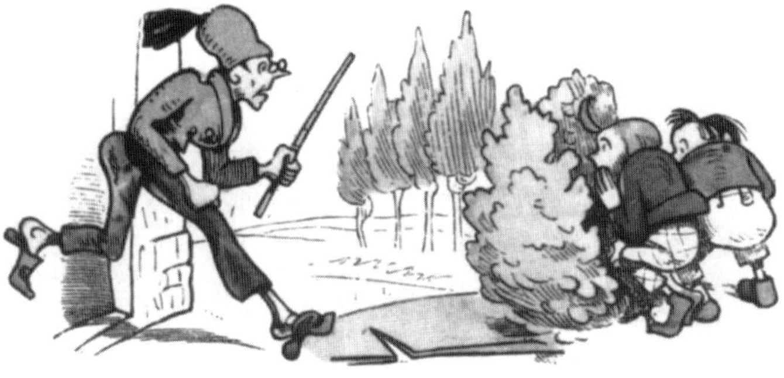

„He, heraus! du Ziegen-Böck!
Schneider, Schneider, meck, meck, meck!“ –
– Alles konnte Böck ertragen,
Ohne nur ein Wort zu sagen;
Aber wenn er dies erfuhr,
Ging's ihm wider die Natur.

Abb. 31d

Max und Moritz beschimpfen den Schneider Böck. Die Provokation gelangt über das *Ohr*, das Sinnesorgan im Funktionskreis *Niere-Blase*, zum Schneider. Die beiden müssen den *ängstlich gehemmten* Schneider schon arg reizen, bis dieser unsichere Mensch seine schützende Behausung verlässt. Heftige, aggressive Reaktionen und lautes Geschimpfe sind nicht zu erwarten; auch wenn der Schneider sein *geringes Selbstvertrauen* mit der Elle aufzubessern sucht.

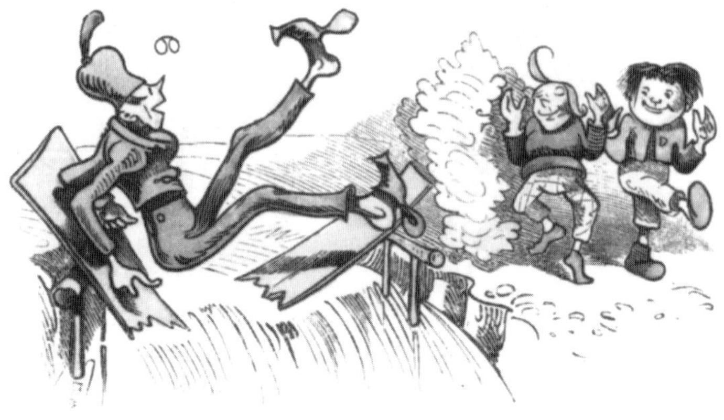

Und schon ist er auf der Brücke,
Kracks! die Brücke bricht in Stücke!

Abb. 31e

Zum übergroßen Malheur fällt dieser immer *fröstelnde* Mensch noch ins *kalte Nass. Kälte* macht ihn krank. Auch haben Menschen dieses Typs oft Schwierigkeiten mit dem Wasser (und dem Wasserlassen) – sei es als *Inkontinenz, Reizblase* oder andere *Urogenitalerkrankungen.*

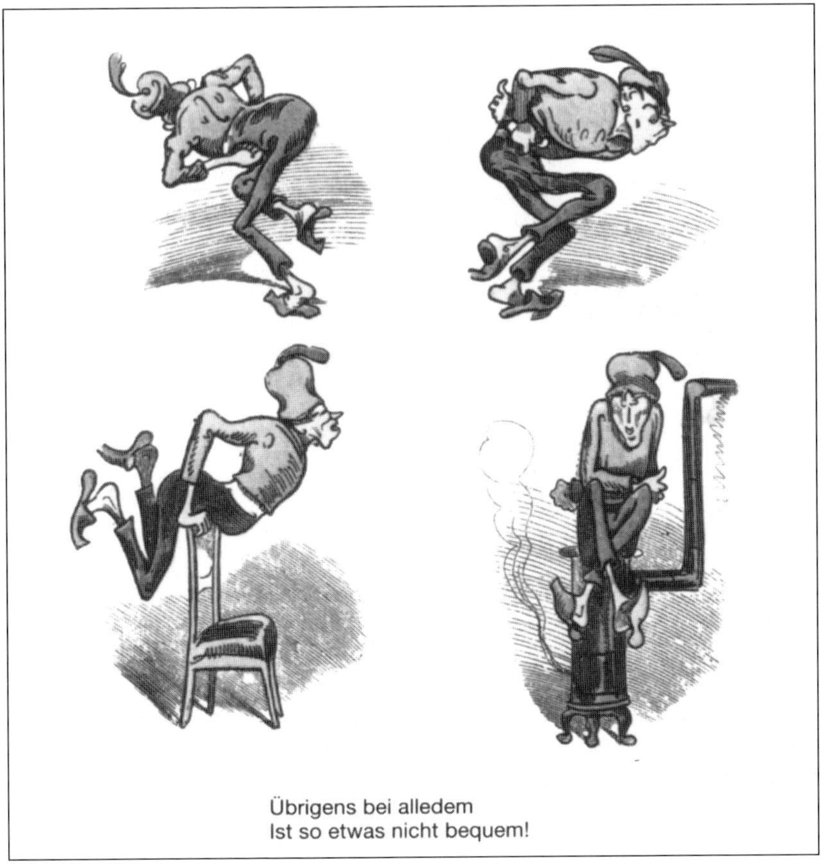

Abb. 31f

Die Folge dieser *Kälteeinwirkung* sind *Blasenkatarrh* und *abdominelle Krämpfe*. Ihm ist *kalt*, er *zittert* und *fröstelt*. Ähnlich einem *Angstschauer* läuft ihm ein *Kälteschauer* über dem Rücken. Diese Menschen *suchen gern die Wärme*, zumal sie zu *Hypotonie* und *Anämie* neigen.

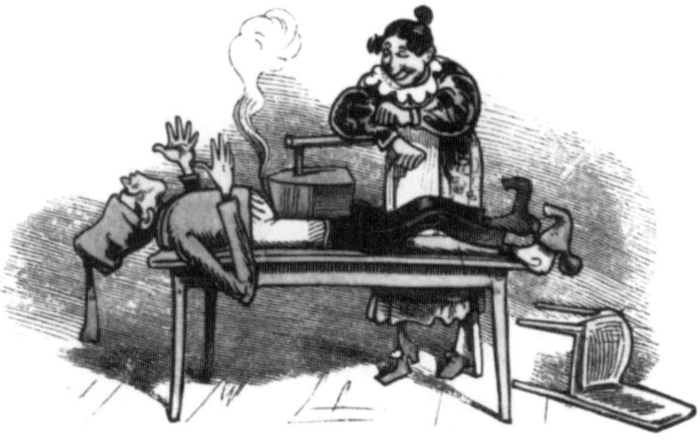

Hoch ist hier Frau Böck zu preisen!
Denn ein heißes Bügeleisen,
Auf den kalten Leib gebracht,
Hat es wieder gutgemacht.

Abb. 31g

Wer diesen Menschentyp kennt, weiß, dass in diesem Fall die *Hitzeanwendung* die beste Therapie ist. In der Akupunktur ist statt eines Bügeleisens die *Moxibustion* üblich (Abbrennen von Artemesia-Kraut auf der Akupunkturnadel oder direkt über dem Akupunkturpunkt). Diese Therapie ist insbesondere in der *kalten Jahreszeit* angebracht, weil gerade die Patienten mit einer Schwäche im Funktionskreis *Niere-Blase* nach *Kälteeinwirkung* ihre Beschwerden bekommen und dann den Arzt aufsuchen. Vorbeugend oder als Therapie hilft auch ein heißer Tee (mit frischem Ingwer) oder eine heiße Suppe.

5.3.1 Zusammenfassung

Wandlungsphase „Wasser“

Winter
Norden
Kälte

Schwarz
Salzig
Faul

Niere
Blase
Ohr
Knochen
„Mark“
Dünnflüssiger Speichel

Hören
Horchen
Seufzen
Wille
Schrecken
Angst

Sich verbergen
Stagnation
Tod
Ruhen

Perzeption*
Statik*
Festigkeit*
Instinkt*

* Keine Inhalte der klassischen Texte, Definition nach Gleditsch.

5.4 Wandlungsphase „Holz“ – Onkel Fritz

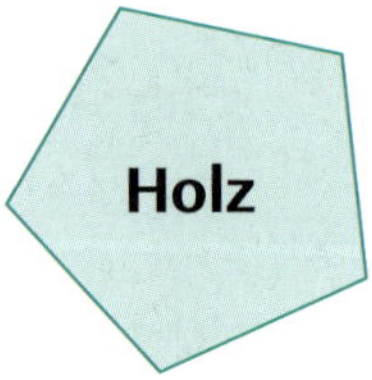

Abb. 32

Der *Frühling* ist die *windige*, klimatisch *unruhige* Jahreszeit. Auch ist es die Zeit *aktiven, dynamischen* Lebens. Somit ist sie, nicht nur der Farbe des *grünenden* Lebens wegen, die Jahreszeit in der Wandlungsphase „Holz“.

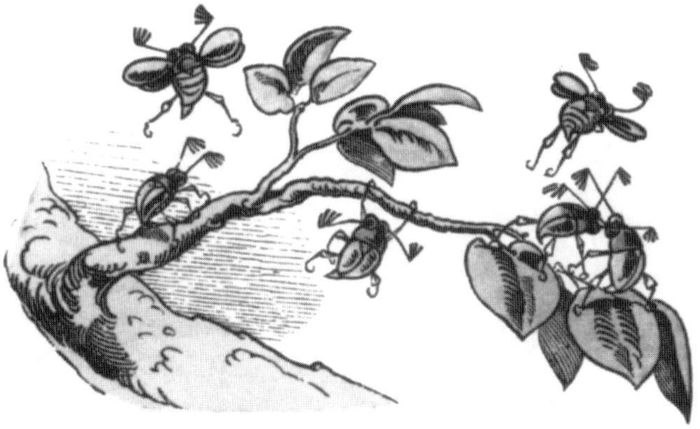

Jeder weiß, was so ein Mai-
käfer für ein Vogel sei.
In den Bäumen hin und her
fliegt und kriecht und krabbelt er.

Abb. 33a

Der Maikäfer verkörpert anschaulich die *Aktivität* und *Unruhe* in der Wandlungsphase „Holz“. Nichts verharrt an seiner Stelle. Alles *breitet sich aus, strebt weiter* und *steigt nach oben auf*.

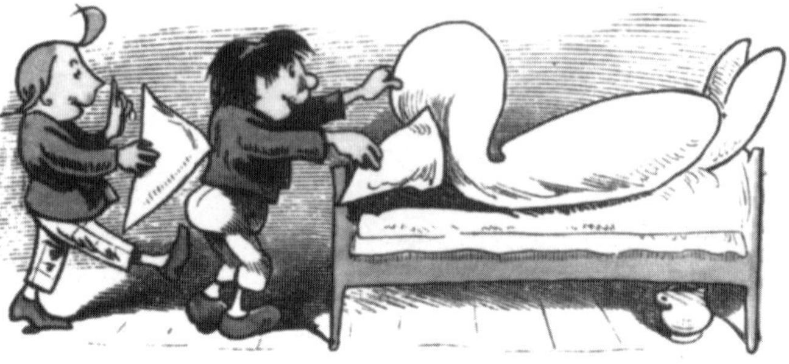

In die Tüte von Papiere
Sperren sie die Krabbeltiere.
Fort damit und in die Ecke
Unter Onkel Fritzens Decke!

Abb. 33b

Die Käfer werden in den Raum zwischen Ober- und Unterbett gesetzt; gewissermaßen in die *mittlere Schicht*. Als Jue-Yin und Shao-Yang liegen die Meridiane von *Leber* und *Gallenblase* ebenfalls in der mittleren Meridianschicht im System der Hauptmeridiane. Sie sind das *Scharnier* zwischen Innen und Außen.

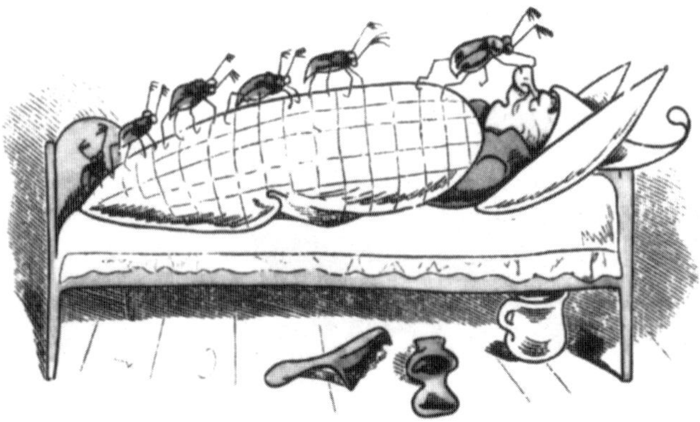

Doch die Käfer – kritze, kratze!
Kommen schnell aus der Matratze.
Schon faßt einer, der voran,
Onkel Fritzens Nase an.

Abb. 33c

Die Krankheiten dieser Wandlungsphase haben häufig einen *plötzlichen, überraschenden Beginn*. Ähnlich der *expansiven Dynamik* der Käfer *wandern* sie, *breiten sich aus* und *steigen nach oben*. Und dies insbesondere zur *Maximalzeit* des Funktionskreises Leber-Gallenblase, in der Zeit von *23 Uhr bis 3 Uhr*. Wiederkehrende Beschwerden zu dieser Zeit lassen an eine Störung im zugehörigen Funktionskreis denken.

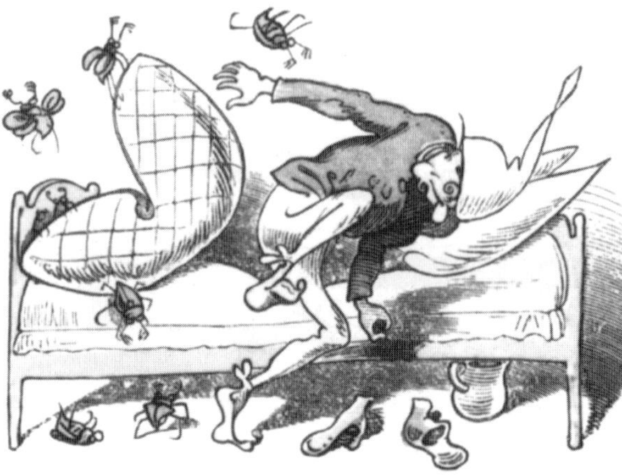

Und den Onkel voller Grausen,
Sieht man aus dem Bette sausen.

Abb. 33d

Auch die Reaktion auf solch eine Störung ist oft eine *stürmische* und *aufbrausende*. Onkel Fritz, als *reizbarer* Mensch, springt mit *Vehemenz* und *Entschlossenheit* aus dem Bett. Er ist eben ein *aktiver* Mensch, der *rasch* handelt, sich *entscheidet* und sich *mutig* der Gefahr stellt.

Als klassischer Holz-Typus ist er von schlanker Gestalt und athletischer Konstitution mit kräftigem Knochenbau und breiten Schultern.

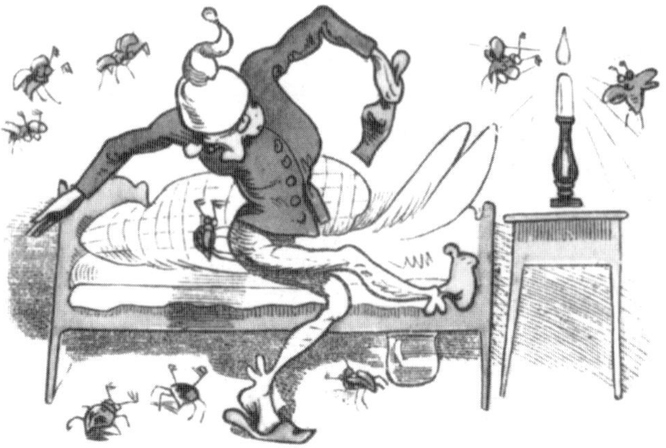
Hin und her und rundherum
Kriecht es, fliegt es mit Gebrumm.

Abb. 33e

Wind-Symptome sind *plötzliche, heftige, blitzartige* Beschwerden und Schmerzen mit häufigem *Wechsel* von Ort und Intensität. Die Symptome kommen und gehen wie der Wind – wie auch *Wind* als zugeordnete klimatische Energie die Ursache der Störung sein kann. Es besteht eine *Überempfindlichkeit gegen Zugluft* und eine *Verschlimmerung der Beschwerden durch Wind*. Nach Auffassung der Chinesischen Medizin können die äußeren Energien regelrecht in den Körper eindringen, dort unter Umständen lange Zeit verweilen und immer wieder zu Beschwerden führen. (Siehe auch S. 18 ff.)

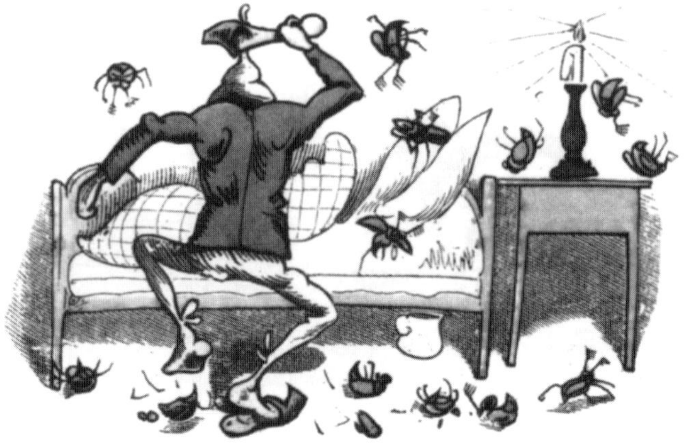

Onkel Fritz, in dieser Not
Haut und trampelt alles tot.

Abb. 33f

Als *kräftiger, athletischer* Mensch neigt er zu *Überreaktionen, Jähzorn* und *Ungerechtigkeit*. Menschen des Funktionskreises *Leber-Gallenblase* werden nicht selten als *Choleriker* bezeichnet. Sie sind *zielstrebig* und *energisch* mit einem enormen *Durchsetzungsvermögen*, auch wenn ihnen manchmal „die Galle überläuft“. Es ist verständlich, dass diesem Funktionskreis die *Muskulatur* zugeordnet ist, wohlgemerkt aber in ihrem dynamischen Aspekt und in ihrer Beweglichkeit, während für die reine Muskelmasse und grobe Kraft die Milz verantwortlich zeichnet.

Menschen dieses Typs neigen zu *Hypertonie, Muskelrheumatismus, Hexenschuss, Myalgie, Allergie, Schwindel, Koliken, Neuralgie, Kopfschmerz* und *Migräne*.

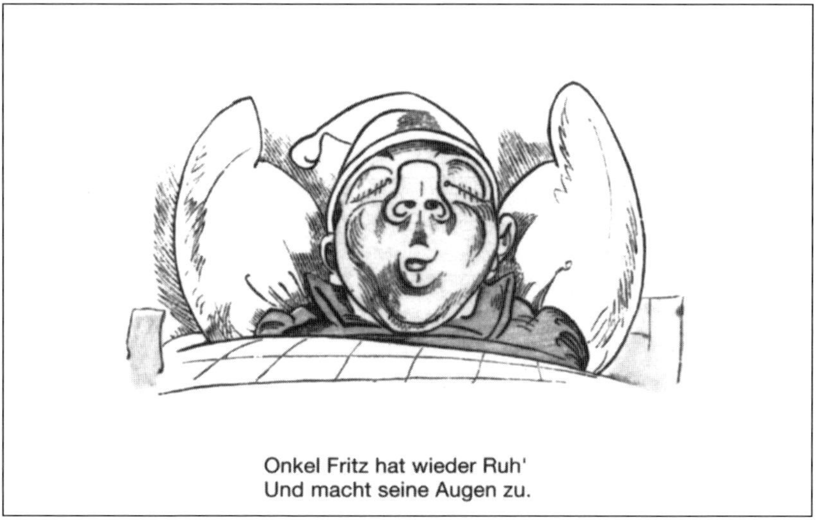

Abb. 33g

Die Sinnesorgane des Funktionskreises *Leber-Gallenblase* sind die *Augen*. Als adäquate Behandlung bei „*Wind-Krankheiten*“ gilt das *Schröpfen* während oder im Anschluss an eine Nadelbehandlung.

5.4.1 Zusammenfassung

Wandlungsphase „Holz“

Frühling
Osten
Wind

Grün/Blau
Sauer
Ranzig

Leber
Gallenblase
Muskeln
Sehnen
Nägel
Augen
Tränen

Sehen
Schauen
Rufen
Wut
Zorn

Geburt
Wachsen
Entwickeln

Akkommodation*
Dynamik*
Motorik*
Flexibilität*
Affekte*

* Keine Inhalte der klassischen Texte, Definition nach Gleditsch.

5.5 Wandlungsphase „Feuer“ – Bauer Mecke

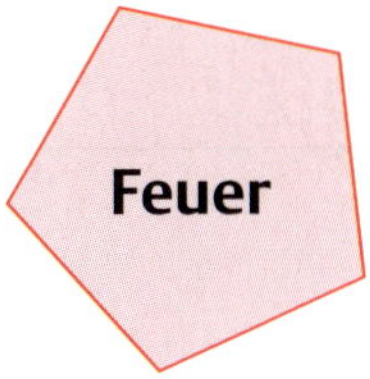

Abb. 34

Hitze und *Sommer* gehören zur Wandlungsphase „Feuer“. Chinesisch „Huo“ für *Hitze* und „Re“ für *Wärme* prägen diese Wandlungsphase. Bildlich gesehen ist es die nach oben schlagende Flamme – in medizinischer Hinsicht sind es die *Hitze-Zustände*, die insbesondere im oberen Bereich des Körpers lokalisiert sind. Einige Symptome dieser Wandlungsphase entsprechen auch den klinischen Entzündungszeichen *Rubor, Tumor und Calor*.

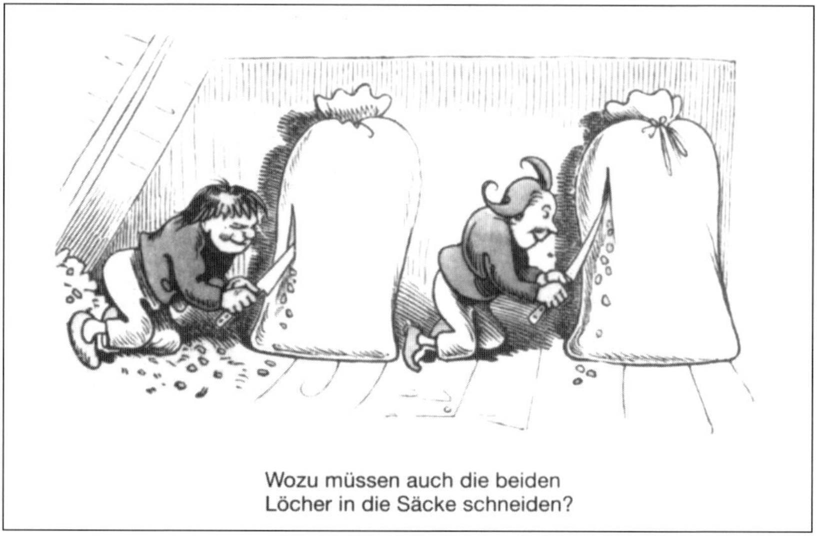

Abb. 35a

Kreislauf (Perikard, Hülle des Herzens) und *Herz* sind beide als Yin-Organe dieser Wandlungsphase zugeordnet. Es sind zwei westliche Bezeichnungen für die Organe, die im Chinesischen *„ministerielles Feuer"* und *„kaiserliches Feuer"* genannt werden. Das „ministerielle Feuer" hat das „kaiserliche Feuer" zu schützen, ähnlich wie der Kornsack das Korn zu bewahren hat.

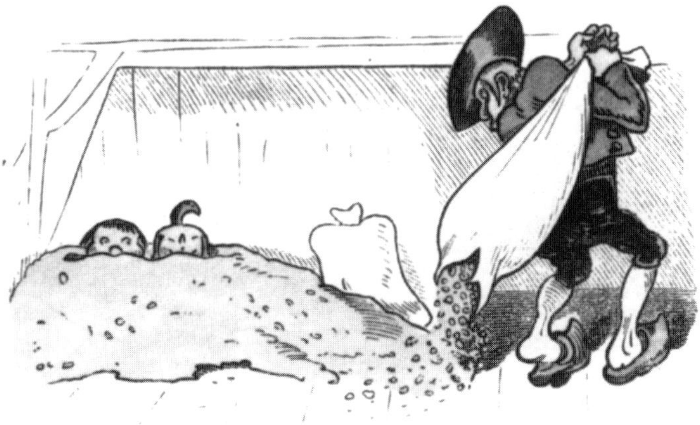

Seht, da trägt der Bauer Mecke
Einen seiner Maltersäcke.
Aber kaum, daß er von hinnen,
Fängt das Korn schon an zu rinnen.

Abb. 35b

Der psychische Aspekt in dieser Wandlungsphase ist die *Freude*, die hier eher im *Übermaß an Freude Hektik, Aufregung, Manie* und *Wollust* auslöst und so zum pathologischen inneren Faktor wird. *Überaktivität* kann Folgen haben, und mit Bauer Mecke haben Max und Moritz diesmal einen *hitzigen* Menschen gereizt. Im Versteck schlägt ihnen das *Herz* wahrscheinlich *bis zum Hals*.

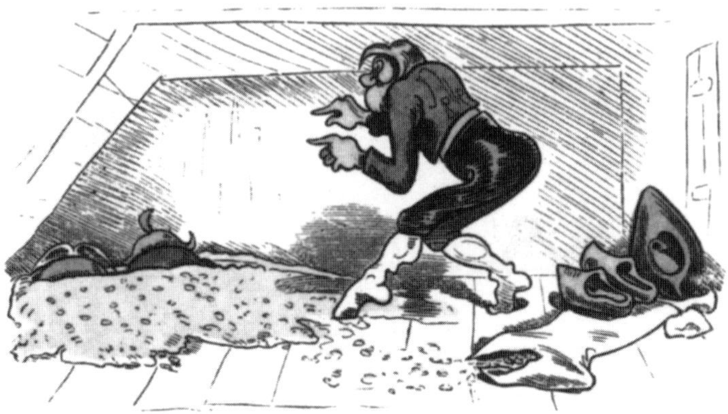

Hei! Da sieht er voller Freude
Max und Moritz im Getreide.

Abb. 35c

Bauer Mecke ist ein *aktiver, realistischer,* ja *hektischer* Mensch, der keine Zeit vergeudet. Kurz entschlossen packt er sie in den Sack.

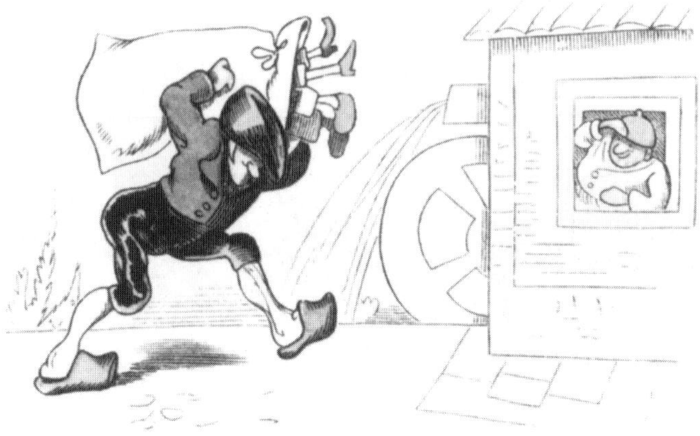

Rabs!! – In seinen großen Sack
Schaufelt er das Lumpenpack.
Max und Moritz wird es schwüle,
Denn nun geht es nach der Mühle.

Abb. 35d

Die Chinesische Medizin ordnet dem Herzen das Bewusstsein, die Wahrnehmung zu. Auch Max und Moritz müssen nun erkennen, dass es ernst um sie steht.

Temperaturerhöhung und *Schwitzen* gehören zu dieser Wandlungsphase. Aber auch das *schamvolle Erröten*, die *klimakterischen Wallungen* und der *Flush* zählen dazu. Menschen dieser Art neigen zu *Hypertonie, Hyperthyreose, Herz-Kreislauferkrankungen, Schlafstörungen, Nervosität* und *Unruhe.*

Extreme Hitze oder Feuer im Funktionskreis können psychotische Störungen – von *manischen Formen* bis hin zu schweren *agitierten* oder *deliranten Bewusstseinsstörungen* – verursachen.

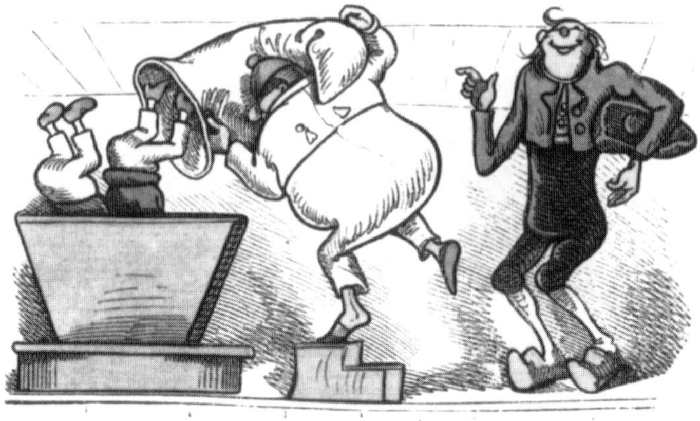

„Meister Müller, he, heran!
Mahl' Er das, so schnell Er kann!"
Rickeracke! Rickeracke!
Geht die Mühle mit Geknacke.

Abb. 35e

Ohne Hektik geht es nicht:
„He, heran, so schnell Er kann!"

Seine *Schadenfreude* kann Bauer Mecke nicht verbergen. Als *kontaktfreudiger, höflicher* Mensch hat er natürlich gute *Kontakte* zu seinen Mitmenschen, so auch zum Müller. Die *Zunge* hat ihre Rolle als Sinnesorgan und *Kommunikationsmittel.* Eine Beeinträchtigung der *Kommunikationsfähigkeit* gilt hier als schwere Störung.

Auf dieser Zeichnung kann man auch sehr schön sehen, dass sein leicht gelocktes Haar früh schütter wird, wie es für Feuer-Typen charakteristisch ist.

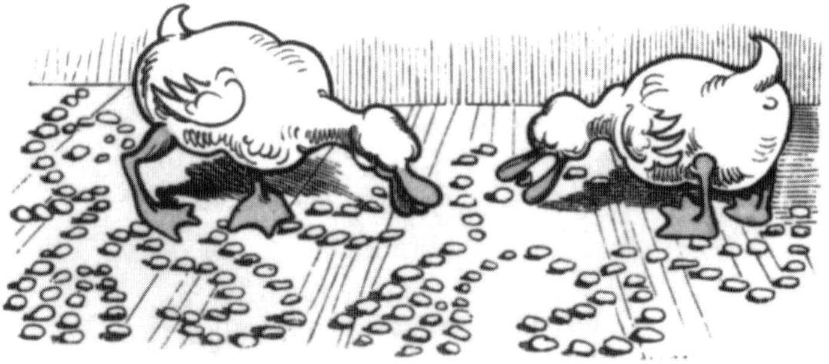

Hier kann man sie noch erblicken
Fein geschroten und in Stücken.
Doch sogleich verzehret sie
Meister Müllers Federvieh.

Abb. 35f

Die *Hitze-Krankheiten* sollten mit *kühlenden Anwendungen* oder mit *lokalem Aderlass im Akupunkturpunkt* behandelt werden. Die Zerstörung des krankhaft störenden Organs ist unter therapeutischen Gesichtspunkten sicherlich nicht das Mittel der Wahl.

5.5.1 Zusammenfassung

Wandlungsphase „Feuer“

Sommer
Süden
Hitze

Rot
Bitter
Verbrannt

Herz + Perikard (Kreislauf)
Dünndarm
Dreierwärmer
Zunge
Gefäße
Schweiß

Sprechen
Lachen
Freude
Hektik

Aufblühen
Ausbreiten

Sich offenbaren*
Identität*
Belebung*
Ausstrahlung*
Gefühle*

* Keine Inhalte der klassischen Texte, Definition nach Gleditsch.

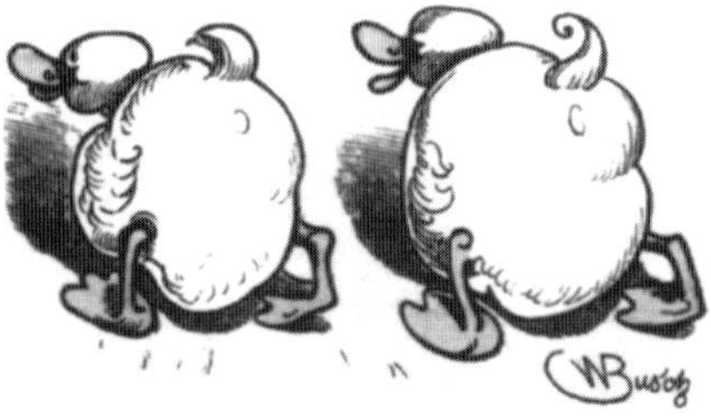

Als man dies im Dorf erfuhr,
War von Trauer keine Spur.
„Freilich“, meint' der Zuckerbäcker,
„Warum ist der Mensch so lecker?!“
Drauf, so sprach Herr Lehrer Lämpel:
„Dies ist wieder ein Exempel!“
„Ja, ja, ja!“ rief Meister Böck,
„Bosheit ist kein Lebenszweck!“
Selbst der gute Onkel Fritze
Sprach: „Das kommt von dumme Witze!“
Doch der brave Bauersmann
Dachte: „Wat geiht meck dat an?!“
Kurz, im ganzen Ort herum
Ging ein freudiges Gebrumm:
„Gott sei Dank! Nun ist's vorbei
Mit der Übeltäterei!!“

Abb. 36

Die Akupunktur ist eine Therapie, die in das regulatorische Geschehen des Körpers eingreift und so gestörte Funktionen beeinflussen kann. Zerstörte Organe lassen sich nur noch wenig regulieren. Daher galt es als höchstes ärztliches Ziel im alten China, nicht diejenigen, die bereits erkrankt waren, zu behandeln, sondern diejenigen, die noch nicht erkrankt waren. Die Weisen ordneten nicht erst den Aufruhr, sondern den Zustand, in dem es noch nicht zum Aufruhr gekommen war...

6 Wandlungsphasen im Regelkreis

6.1 Funktionskreise in Interaktion

Auch in der Chinesischen Medizin ist bekannt, dass Erkrankungen eines einzelnen Funktionskreises nur sehr selten isoliert vorkommen, sich über den Zyklus der „Fünf Wandlungsphasen" fortpflanzen oder das ganze System beeinträchtigen und darüber hinaus für die reibungslose Versorgung unseres Körper Blut, Qi und weitere Lebenssubstanzen zur Verfügung stehen müssen. Zu den lebenswichtigen Substanzen, die die Funktion des Organismus aufrechterhalten, zählt die Chinesische Medizin das Qi (funktionelle Kraft), das Blut (Energie und Flüssigkeit), die Körperflüssigkeiten, das Shen (Geist), die Essenz (Erbenergie, Lebenskraft), aber auch das Yin und das Yang als energetische Zustände. Während das Shen, der „Geist", dem Herzen zugeordnet wird und das Jing, die „Essenz", der Niere, verfügt jeder Funktionskreis über sein eigenes Yin, Yang, Blut und Qi und muss entsprechend versorgt werden.

Die Zuordnung in Wandlungsphasen erklärt natürlich nicht sämtliche Lebensfunktionen, so wurden den Organen weitere Funktionen im Kontext der Substanzen und in der Interaktion untereinander zugeschrieben:

Die **Niere** beispielsweise gilt in der Chinesischen Medizin als Sitz von Vitalität und Lebensenergie; ihr Yin und Yang sind „die Wurzel des Yin und Yang aller anderen Organe". Somit wird deutlich, dass eine Erschöpfung der Nierenenergie nicht ohne Folgen für den Energiehaushalt des Ganzen, für die Konstitution des ganzen Menschen bleiben kann.

Der Funktionskreis **Milz-Pankreas** nimmt wiederum eine ganz zentrale Rolle in der Energieversorgung unseres Körpers ein. Seine Aufgabe ist es nicht nur, aus der aufgenommenen Nahrung das „Körner-Qi" zu extrahieren, also für die Aufschlüsselung der aufgenommenen Nährstoffe (aus den Reis-Körnern) zu sorgen; er ist auch für die Blutbildung verantwortlich und hat auch noch die Aufgabe, die aufgenommenen Geschmäcker an die jeweiligen Organe/Funktionskreise zu verteilen. Eine Schwäche der Milz wird also ebenso zwangsläufig zu generalisierten Störungen im Energiehaushalt führen und andere Funktionskreise mit beeinträchtigen.

Die **Leber** ist nach der Chinesischen Medizin verantwortlich für den freien Fluss des Qi (frei, aber nur sehr unzureichend mit Lebensenergie zu übersetzen) im ganzen Körper – wie auch für den freien Fluss unserer Emotionen; auch hieraus wird deutlich, dass Störungen dieses zentralen, gewissermaßen das Schwungrad des Qi darstellenden Funktionskreises sich sehr schnell auf andere Organe ausbreiten.

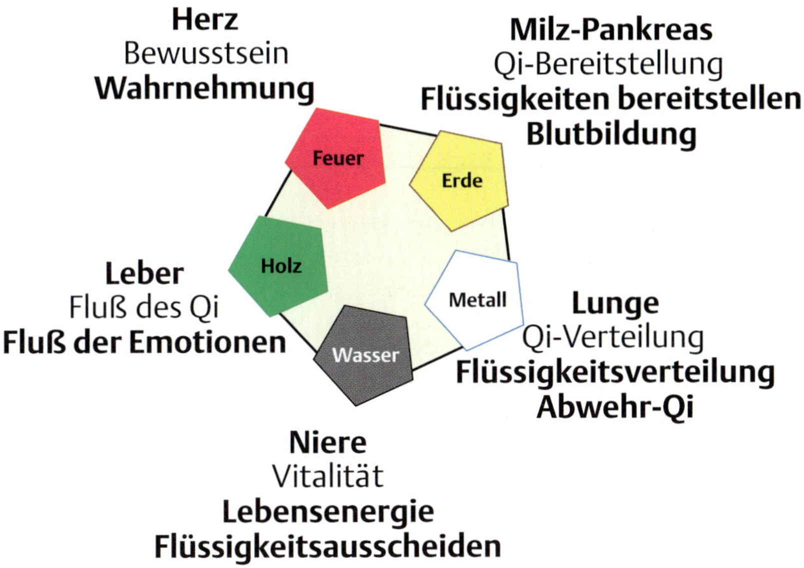

Abb. 37

Die **Lunge** nimmt wichtige Aufgaben für unsere Körperabwehr, unsere Qi-Verteilung (Energieversorgung) und für unseren Flüssigkeitshaushalt wahr. Sie liefert das sogenannte Atmungs-Qi, aus dessen Interaktion mit dem in Milz-Pankreas gewonnenen Nahrungs-Qi unsere eigentliche Körperenergie entsteht. Auch hier gilt, dass eine Störung sich sehr schnell auf abhängige Funktionen anderer Organe auswirkt. (s. Abb. 37)

Und erst recht gilt dies, wenn primär das Herz, von den Chinesen dargestellt als Kaiser im Staatswesen des Körpers, in seinen wichtigen Auswirkungen auf das Blut und den Geist von einer Erkrankung betroffen ist. Der Funktionskreis Herz ist der zentrale Sitz unseres Bewusstseins und unserer Wahrnehmung.

6.2 Induktion

Die Chinesische Medizin postuliert für die Wechselwirkungen der „Fünf Wandlungsphasen" zwei Regulationsmechanismen: einen fördernden, induktiven Kreislauf und einen Inhibitionsweg, einen negativen Rückkoppelungsmechanismus. Diese werden als Shen- bzw. als Ko-Zyklus bezeichnet.

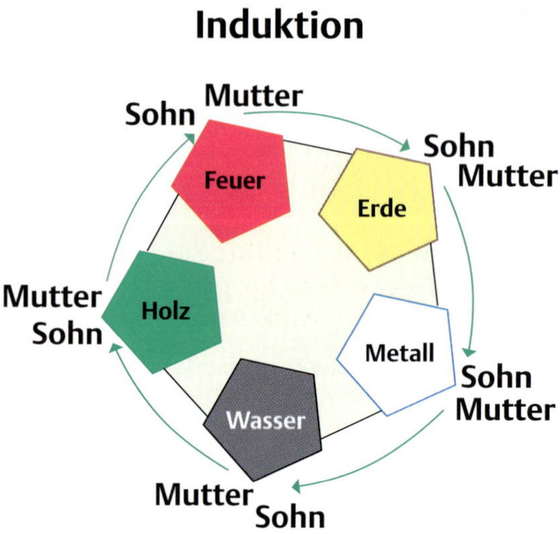

Abb. 38

Die Chinesische Medizin beschreibt und erklärt den Induktionskreis mit der sogenannten Mutter-Sohn-Regel:

„Die Mutter gebiert und nährt den Sohn"

Im Jahreskreislauf gebiert der Winter den Frühling, wonach die Winter-Phase die Mutter-Phase und der Frühling die Sohn-Phase ist. Im nächsten Schritt gebiert der Frühling als Mutter-Phase den Sommer, die Sohn-Phase, und so setzt sich der Kreislauf des Erzeugens weiter fort. (s. Abb. 38)

Damit wird klar, dass jeweils die vorangehende Phase als Mutter-Phase gilt und Ursprung und Förderer der folgenden Phase, der Sohn-Phase, darstellt. Die Niere ist also Kind der Lunge, aber selbst wiederum Mutter der Leber. Beispielsweise hat das Yin der Niere (Mutter-Phase) die Aufgabe, das Yin der Leber (Sohn-Phase) zu nähren. Ist das Nieren-Yin zu schwach, wird dies unweigerlich auch zu einer Schwäche des Leber-Yin führen. Diese Beispiele lassen sich für alle Funktionskreise so weiter fortführen.

Es gibt eine ganz einfache Eselsbrücke, um sich den Induktionsweg zu merken:

- Wasser lässt Holz wachsen.
- Holz nährt das Feuer.
- Feuer hinterlässt Asche (Erde).
- Die Erde erzeugt (beherbergt) Metallvorkommen.
- Mit Metall(-schaufeln) kann man Brunnen graben.

6.3 Inhibition

Ein selbstregulierendes System benötigt außer positiven auch negative, hemmende Kontrollmechanismen. Der Inhibitionsweg oder Kontrollzyklus kann in Anlehnung an die Mutter-Sohn-Regel mit dem Satz **„Die Großmutter zügelt den Enkel"** umschrieben werden. Das heißt also, die Nieren kontrollieren das Herz, das Herz kontrolliert die Lunge etc.

Im Huang Di Nejing So Wen heißt es: *Die Nieren sind die Herren des Herzens; das Herz ist der Herr der Lunge; die Lungen sind die Herren der Leber; die Leber ist der Herr von Milz-Pankreas; Milz-Pankreas sind die Herren der Nieren.* (s. Abb. 39)

Auch hier gibt es wieder einen einfachen Merkspruch:

- Wasser löscht Feuer.
- Feuer schmilzt Metall.
- Die Axt (Metall) fällt Holz.
- Mit Erde kann man Brunnen (Wasser) zuschütten.
- Das Holz (die Wurzeln) durchdringt die Erde.

Man ist versucht, sich an die moderne Endokrinologie mit ihren differenzierten Regulations- und Gegenregulationsmechanismen in der hormonellen und vegetativen Steuerung unseres Körpers zu erinnern. Der modernen Chaostheorie sind die Mechanismen von Induktion und Inhibition in einem selbstregulierenden System eine Selbstverständlichkeit. Aber es ist schon erstaunlich, dass die Traditionelle Chinesische Medizin vor mehr als 4000 Jahren über ein logisches und funktionierendes Regelkreismodell verfügte. (s. Abb. 40, S. 84)

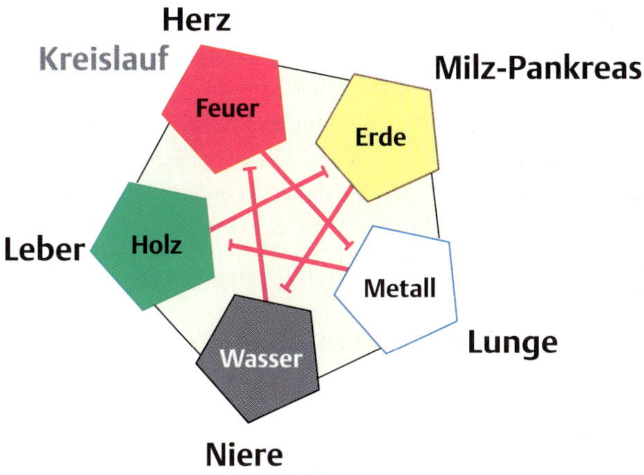

Abb. 39

Regelkreis

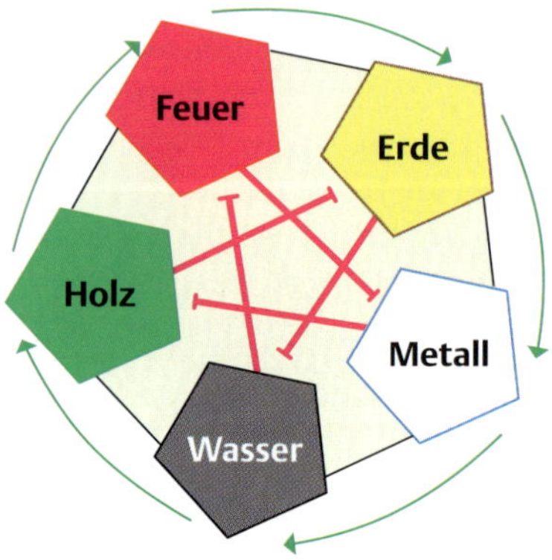

Abb. 40

An dieser Stelle sei nochmals darauf hin gewiesen, dass hinter den „weltlichen“ Wandlungsphasen die „himmlischen“ Prinzipien zu sehen sind, und dass es deren Vektoren sind, die das System letztendlich steuern.

6.4 Die Krankheitsursachen der Chinesischen Medizin

Die Chinesische Medizin kennt eine ganze Reihe von Krankheitsursachen, die das Gleichgewicht des Körpers aus dem Gefüge bringen können. Im wesentlichen

- Fehlernährung (zu wenig, zu viel oder Konstitution und Jahreszeit unangemessen),
- Lebensweise (Überarbeitung, Nichtbeachtung von Zirkadianrhythmik, Exzesse),
- emotionale Ursachen,
- äußere Klimaenergien (Wind, Hitze, Feuchtigkeit, Trockenheit, Kälte),
- erbliche und konstitutionelle Faktoren,
- Traumata,
- Parasiten.

Zum Beispiel beeinträchtigt zu viel geistige Arbeit ohne ausreichende Bewegung den Funktionskreis Milz-Pankreas – insbesondere in Verbindung mit Fehlernährung vor allem in Form von einem Zuviel an kalter, feuchter Nahrung

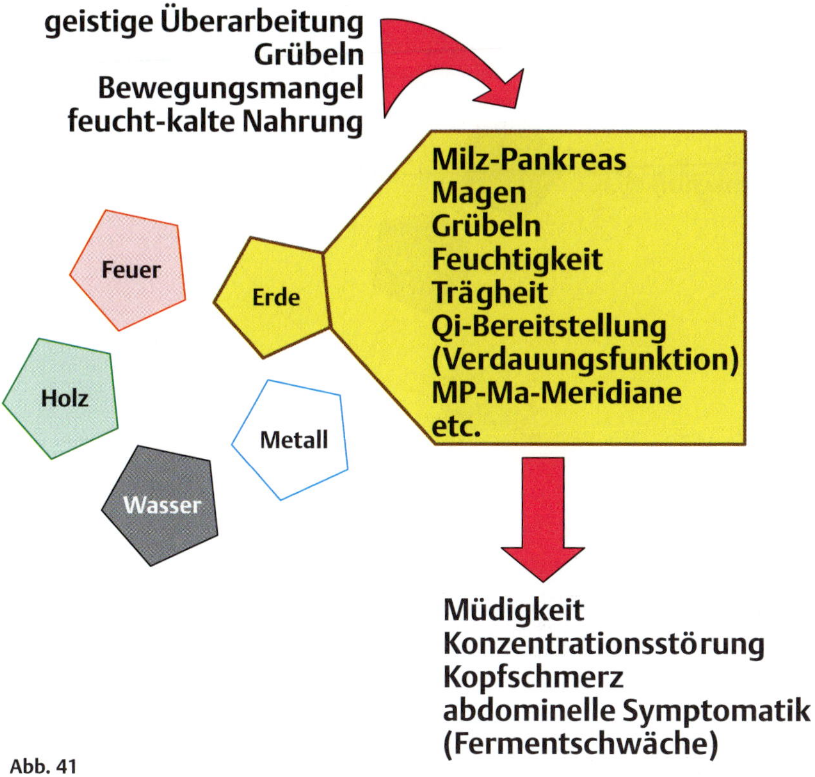

Abb. 41

(Joghurt, Quark, Fett) – sodass dieser in einen Energiemangelzustand gerät. Wir sprechen dann von der Milz-Qi-Schwäche, die natürlich eine innere Erkrankung darstellt und sich vorwiegend in Müdigkeit, Trägheit, Konzentrationsstörungen, Kopfschmerzen sowie diversen abdominellen Symptomen äußert. (s. Abb. 41)

Äußere Erkrankungen sind häufig Folge von eingedrungenen bioklimatischen Energien, wie Zugluft oder Kälte. Sie betreffen – insbesondere zu Beginn einer Erkrankung – vor allem die oberen und äußeren Schichten des Körpers und sind häufig sogar beschränkt auf einen Meridian. Typische Außenerkrankungen sind z.B. die Erkältung (Kälte und Feuchtigkeit befallen die Lungen) oder der klassische Hexenschuss (Wind und Kälte befallen den Gallenblasen-Meridian).

Die Umweltenergien haben zwar jeweils eine besondere Affinität zu „ihrer" Wandlungsphase, müssen jedoch nicht zwingend über den Weg des zugehörigen Funktionskreises in den Körper eindringen. Kälte in Form kalter Getränke

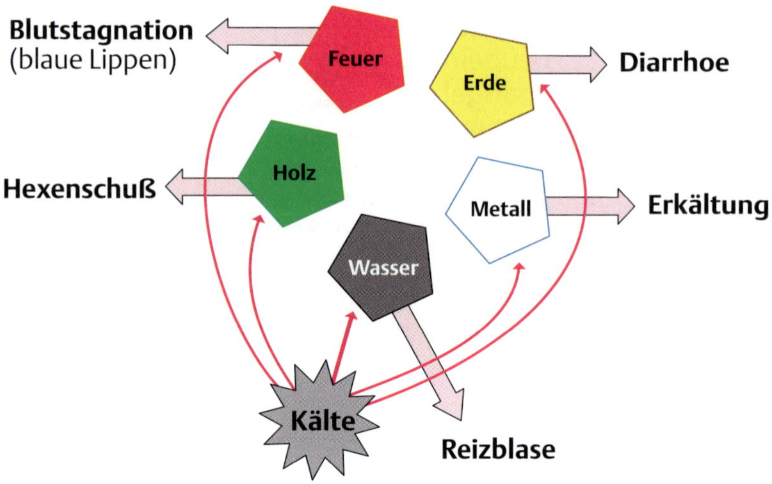

Abb. 42

oder kühlender Nahrungsmittel belastet, wie schon oben erwähnt, vor allem den Verdauungstrakt; wässrige Diarrhöen im Urlaub sind nicht selten Folge eisgekühlter Getränke. Übermäßige Kälte lässt das Blut stagnieren, was an blauen Lippen abzulesen ist. Kalte Füße können über den Nierenmeridian (der unter der Fußsohle entspringt) in den Körper eindringen, die Folge ist eine Reizblase. Natürlich kommt es nicht von ungefähr beim Gesunden zu einer Außenerkrankung. Ein gesundes System sollte seine Integrität ja zu wahren wissen; meist liegt eine energetische Schwäche zu Grunde. Eine lange bestehende Äußere Erkrankung kann auf die Dauer aber auch an der Substanz zehren und zu einer Inneren Erkrankung führen. (s. Abb. 42)

Bislang war vorwiegend von sogenannten äußeren Krankheitsursachen bzw. „ordnungstherapeutischen Verstößen" als krankmachenden Umständen die Rede. Emotionelle Belastungen werden in der Chinesischen Medizin als innere Krankheitsursachen bezeichnet und häufig auch für körperliche Symptome verantwortlich gemacht.

Lang anhaltender Zorn oder unterdrückte Wut (bei Unterlassen vernünftiger psychohygienischer Maßnahmen) beeinträchtigen in erster Linie den Funktionskreis Leber-Gallenblase und lassen dort die Energie stagnieren – wir sprechen von einem Krankheitsbild, das sehr häufig in unserer modernen westlichen Welt ist und Leber-Qi-Stagnation genannt wird. Die Auswirkungen der Störung betreffen den ganzen Funktionskreis: Symptome im Bereich der betroffenen Organe (Leber oder Galle), dem zugehörigen Sinnesorgan (Augen) oder der Gewebeschicht (Muskulatur, Sehnen) bzw. dem entsprechenden Meridian. Selten findet sich nur ein Symptom; meist bietet sich ein buntes Beschwerdebild: Spannungsgefühl oder Schmerz im Oberbauchbereich oder unteren Thorax, Schmerzen oder Verspannungen der Muskulatur, Kopfschmerzen, Schlafstörungen, Reizbarkeit oder depressive Verstimmung. All dies (und mehr) beinhaltet also die chinesische Diagnose „Leber-Qi-Stagnation“. In der westlichen Medizin, wo der energetische Bezug nicht gesehen wird, wären zumindest die Diagnose von Gallensteinen, Fibromyalgie, Migräne, rezidivierender Ischialgie und neurotischer Depression wahrscheinlich. (s. Abb. 43)

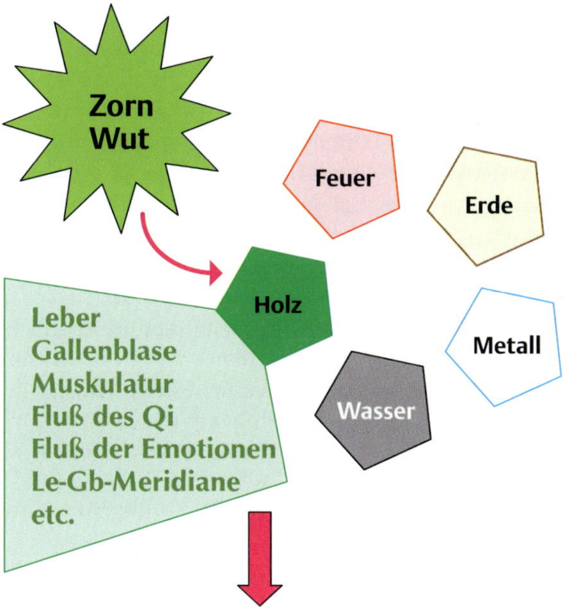

chinesische Diagnose:
Qi-Stagnation
mit
Schmerz im Oberbauch
Schmerz im Meridianverlauf
(Kopf, Rumpf, Extremität)
Beschwerden nach Organuhr
Muskelverspannungen
Reizbarkeit
depressive Verspannung

westliche Diagnosen:
Interkostalneuralgie
Migräne
Ischialgie
Durchschlafstörung
Fibromyalgiesyndrom
neurot. Depression
etc.

Abb. 43

6.5 Weiterleitung

Zu Weihnachten getanzt im Schnee,
zu Ostern Frost im Zeh.
Wilhelm Busch

Wie aber pflanzen sich nun Störungen über die zyklischen Verbindungen der „Fünf Wandlungsphasen" fort, und welche pathologischen Entgleisungen kennt der Zyklus?

Zum einen können sich pathogene Faktoren der Wege des Regelkreises bedienen und von einem Funktionskreis in den nächsten gelangen. Eingedrungene klimatische Energie kann zu einer Fülle-Symptomatik in dem Funktionskreis führen, in den sie eingedrungen ist. Von dort kann sie auf dem Weg der Induktion oder der Inhibition weitergeleitet werden. Ebenso wie übermäßige Kälte des Winters auch in die Phase des Frühlings eindringen kann (Weg der Induktion) und dort Schaden anrichtet, kann Kälte im Funktionskreis Niere-Blase auch auf den Funktionskreis Leber-Gallenblase weitergeleitet werden, wo sie beispielsweise Muskelsteifigkeit bewirkt.

Zum anderen können sich aber auch energetische Störungen einzelner Organe selbst auf zweierlei Arten pathologisch im Zyklus auswirken:

- Eine geschwächte Mutter-Phase kann ihre entsprechende Sohn-Phase nicht ausreichend ernähren.
- Ein schwache Sohn-Phase zieht zuviel Energie von der Mutter ab.
- Zum Beispiel wirkt sich eine Milz-Schwäche (Mutter-Phase) sehr schnell auf die Lunge (Sohn-Phase) aus, da die Milz ja der Lunge Nahrungs-Qi bereitstellen muss, damit diese dann zusammen mit dem Atem-Qi das Qi bilden kann, das unseren Körper energetisch versorgt. (s. Abb. 44)

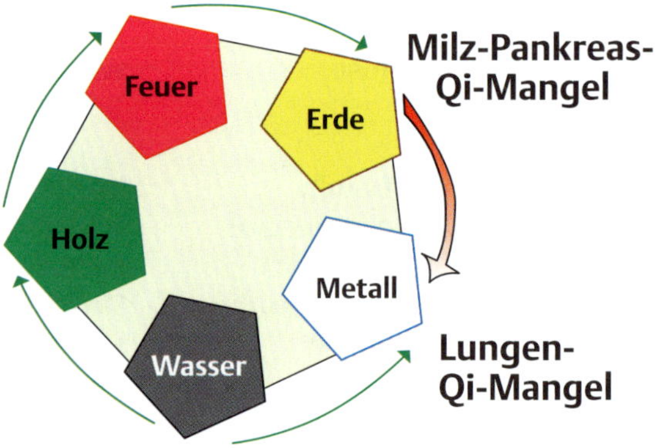

Abb. 44

Eine schwache Milz (jetzt als Sohn-Phase) kann aber auch das Herz (Mutter-Phase) schwächen, indem sie diesem nicht genügend Blut für seine geistigen und körperlichen Funktionen zur Verfügung stellt. (s. Abb. 45)

Erkrankungen, deren Ausbreitung dem Induktionsweg folgt, gelten als prognostisch günstig und minder gravierend. Während die Erkrankungen, die den Inhibitionsweg benutzen und gewissermaßen die natürlichen Beziehungen der Elemente untereinander auf den Kopf stellen, als sehr ernst angesehen werden.

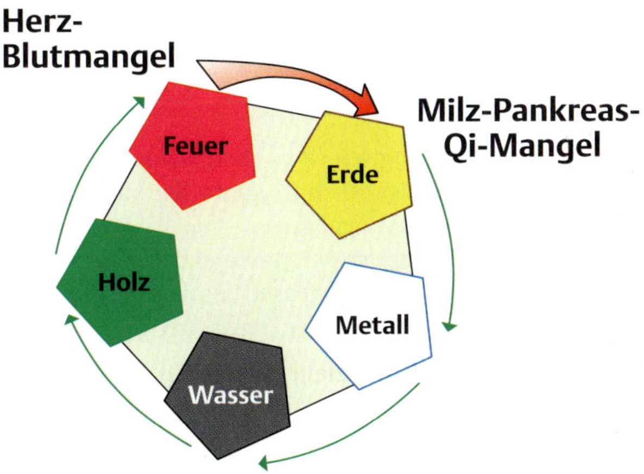

Abb. 45

7 Invasion und Revolte

Eine pathogene Fülle in einem Element kann den Inhibitionsweg des Kontrollzyklus benutzen und in den übernächsten Funktionskreis (seine „Enkel-Phase") eindringen, was als Invasion bezeichnet wird. Die Chinesische Medizin spricht von der „Überwindung". Wenn die in Fülle befindliche Leber Milz und Magen überwindet – die Chinesen nennen dieses sehr häufige Krankheitsbild „Das Holz greift die Erde an" – tritt zusätzlich zur vorbestehenden Symptomatik, z.B. der Leber-Qi-Stagnation (Druckgefühl im Oberbauch, Kopfschmerzen, emotionale Störungen etc.), eine Gastritis oder gar ein Ulcus ventriculi hinzu, und der Patient klagt über Magenschmerzen, saures Aufstoßen, Sodbrennen, Übelkeit und Erbrechen. Diese Form der Störung wird als ernst betrachtet. (s. Abb. 46)

In hohem Maße pathologisch ist es aber, wenn es zur Umkehr des Kontrollzyklus kommt und das eigentlich zu kontrollierende Element seine Kontrollphase „verachtet": Der ungehörige „Enkel" revoltiert, also gegen die „Großmutter". Die Revolte ist die gravierendste Entgleisung der natürlichen Beziehung der „Fünf Wandlungsphasen" untereinander. Dies könnte dann der Fall sein, wenn die Leber die Lunge „verachtet" und zusätzlich zu den schon

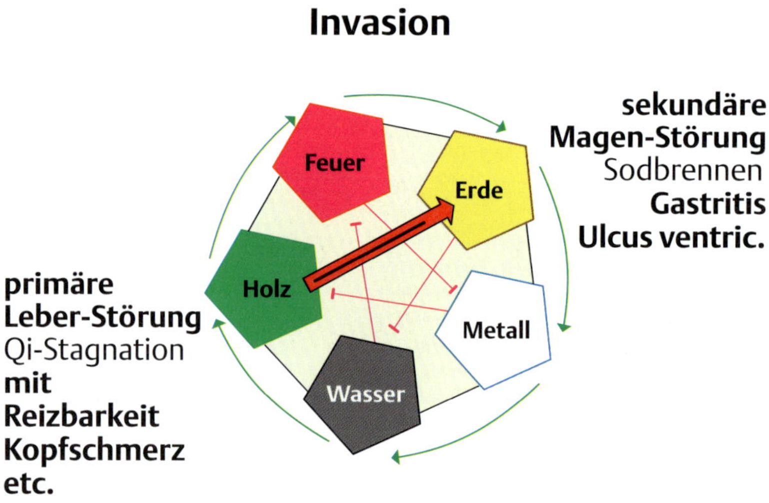

Abb. 46

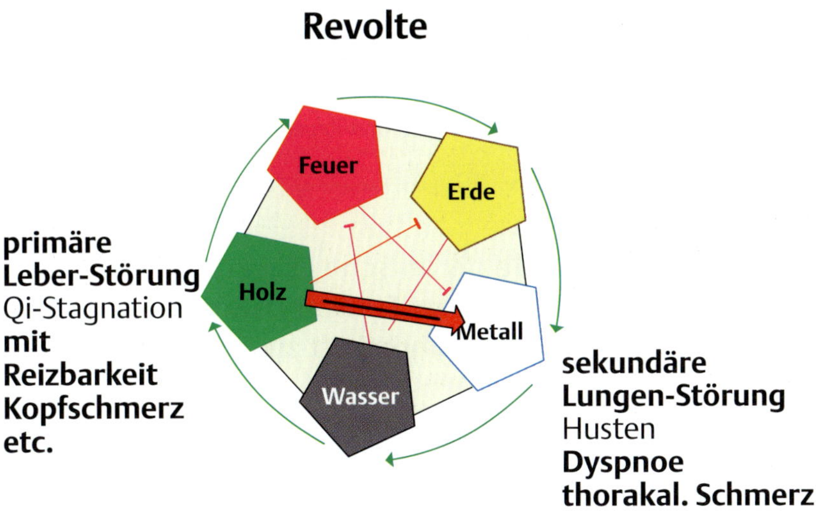

Abb. 47

beschriebenen Symptomen der Leberstörung thorakale Beschwerden mit Husten, Dyspnoe oder Thoraxschmerzen mit Beeinträchtigung der Atmung auftreten. (s. Abb. 47)

Erkrankungen im Verständnis der „Fünf Wandlungsphasen" können also sehr vielschichtig sein und auf verschiedenen Wegen mehrere Wandlungsphasen mit einbeziehen. (s. Abb. 48)

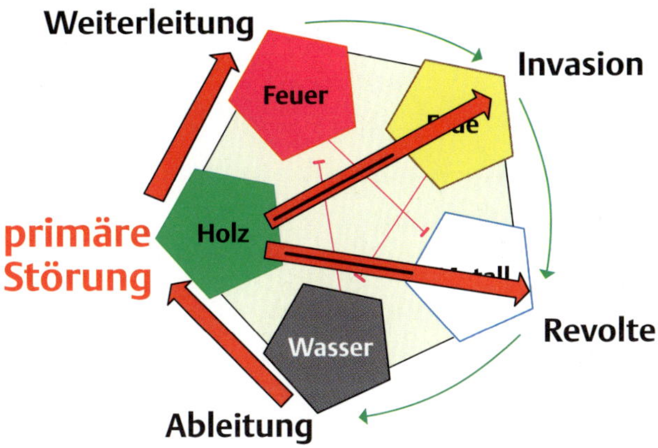

Abb. 48

Wichtig für das Verständnis ist es zu realisieren, dass alle Störungen, je länger sie bestehen, immer mehr in einen Zustand der Leere hinein münden und bei entsprechend langer Progredienz schließlich immer die Niere als Sitz unserer Vitalität, Konstitution und Regenerationskraft mit betroffen ist. (s. Abb. 49)

Langdauernde chronische Erkrankungen verschiedener Funktionskreise führen oft zu

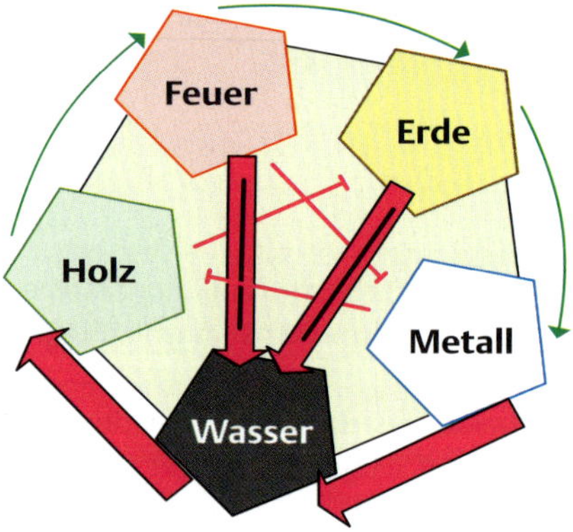

sekundärem Nieren-Yin-Mangel

Abb. 49

8 Therapeutische Möglichkeiten

8.1 Behandlung des Funktionskreises

Auch wenn üblicherweise eine Erkrankung den gesamten Organismus erfasst, macht es dennoch Sinn, Erkrankungen zunächst reduziert auf dem primär gestörten Funktionskreis zu betrachten und dort therapeutisch anzusetzen

Für den Funktionskreis ist das Yin-Organ das entscheidende, und somit steht in diesem Fall die Behandlung der Yin-Meridiane im Vordergrund. Die Yang-Meridiane hingegen sind eher relevant in der Behandlung von Schmerzen bzw. Erkrankungen des Bewegungsapparates.

Der einfachste therapeutische Zugang zur Behandlung eines gestörten Funktionskreises bzw. Organes, gewissermaßen die Basisbehandlung besteht darin, den Yuan-Quellpunkt des betroffenen Yin-Meridianes zu kombinieren mit dem zugeordneten Shu-Zustimmungs-Punkt.

Am einfachen Beispiel nachvollzogen, dem eines ängstlich gehemmten, sehr kälteempfindlichen und chronisch müden Patienten mit Rückenschmerzen (Leere-Kälte im Funktionskreis Niere-Blase), sind dies Ni 3, der Yuan-Punkt, in Verbindung mit Bl 23, dem Zustimmungspunkt.

Bei einer Störung im Funktionskreis Leber-Gallenblase, sei es nun eine Migräne, ein Postcholezystektomiesyndrom oder ein Hypertonus, kommen Le 3, der Yuan-Punkt, und Bl 18, der Zustimmungspunkt in Betracht.

Therapie über Yuan- und Shu-Punkt (s. Abb. 50, S. 94)

Soll das Yang-Organ des Funktionskreises behandelt werden, z.B. bei einer Erkrankung, die sich vorwiegend am Magen festmacht, wird der Untere-He-Punkt (Unterer Einflussreicher Punkt Uep) mit dem Mu- oder Alarm-Punkt kombiniert.

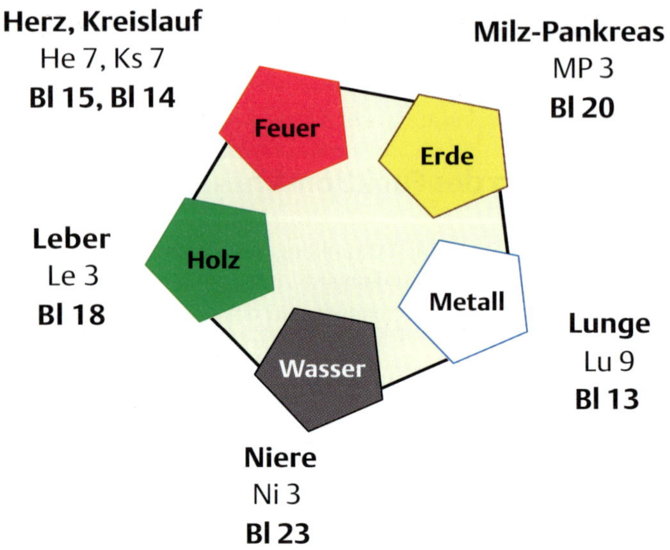

Abb. 50: Wandlungphase, Yuan-Quellpunkte, Shu-Zustimmungspunkte.

Die Yang-Organe werden beeinflusst über:

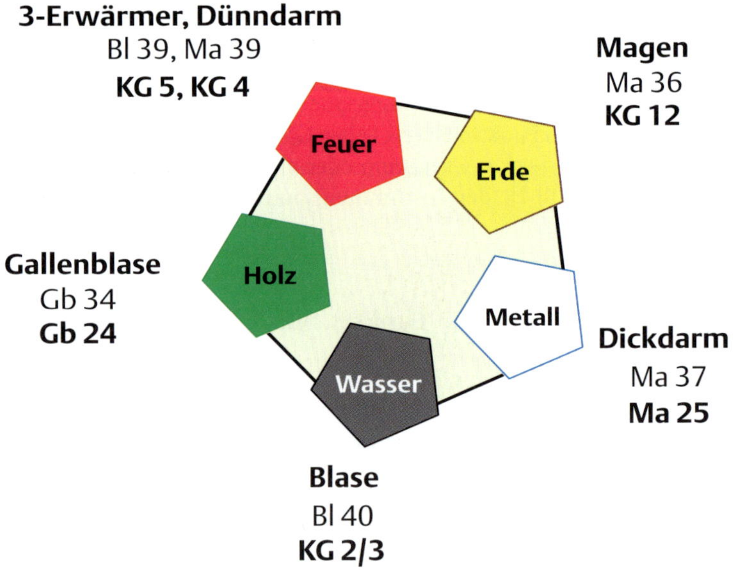

Abb. 51: Wandlungsphasen, Untere He-Punkte, Shu-Zustimmungspunkte.

8.2 Behandlung nach den Regeln der Wandlungsphasen

Die Progredienz einer Erkrankung lässt sich über die Wege der Induktion, Invasion und Revolution verfolgen. In der Therapie gilt es, bereits der Ausbreitung der Erkrankung durch Stärkung der gefährdeten Funktionskreise entgegenzuwirken.

8.2.1 Leere

Ein Leere-Zustand im Funktionskreis Milz-Pankreas ist zu stärken, indem auf dem Milz-Pankreas-Meridian tonisierend behandelt wird, z.B. über Bl 20 (Shu-Punkt) und MP 3 (Yuan-Punkt). (s. Abb. 52)

Eine Schwäche im Milz-Pankreas-Funktionskreis kann auch über die Mutter-Phase Feuer therapiert werden, indem z.B. über Bl 14 u. Bl 15 (Shu-Punkte) und He 5 (Tonisierungspunkt), Pe 7 (Yuan-Punkt) tonisiert wird. Es kann ja auch eine Schwäche in Milz-Pankreas über den Induktionsweg das Herz beeinträchtigen und dort eine Leere induzieren. Produziert die Milz nicht ausreichend Blut, so wird es dadurch zu Palpitationen, Schlafstörungen und mangelnder Belastbarkeit kommen – Symptomen also, die den Funktionskreis Herz betreffen. Ein Grund mehr, über diese Phase zu behandeln (s. Abb. 53, S. 96).

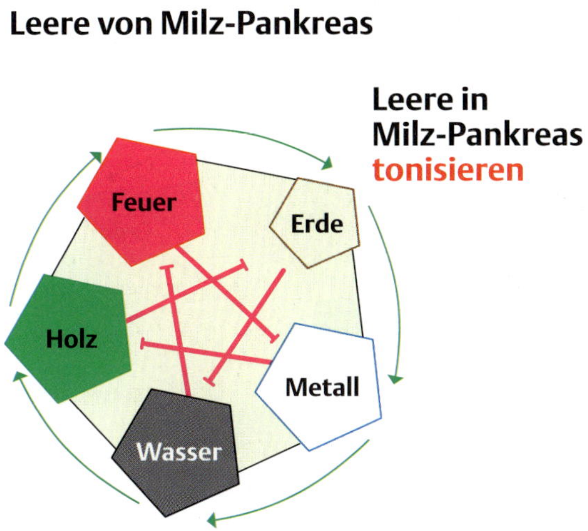

Abb. 52

Leere von Milz-Pankreas

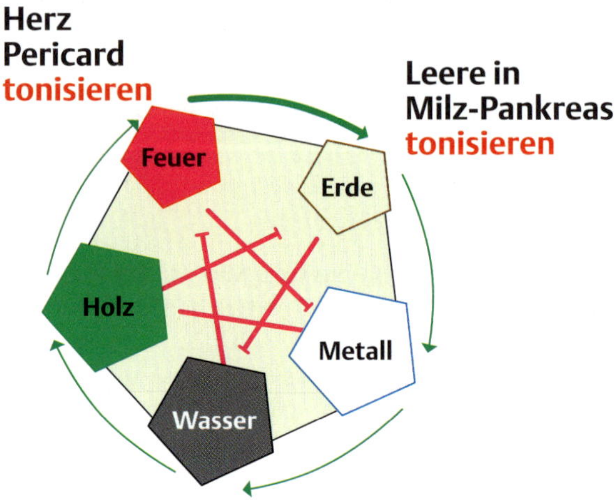

Abb. 53

Leere von Milz-Pankreas

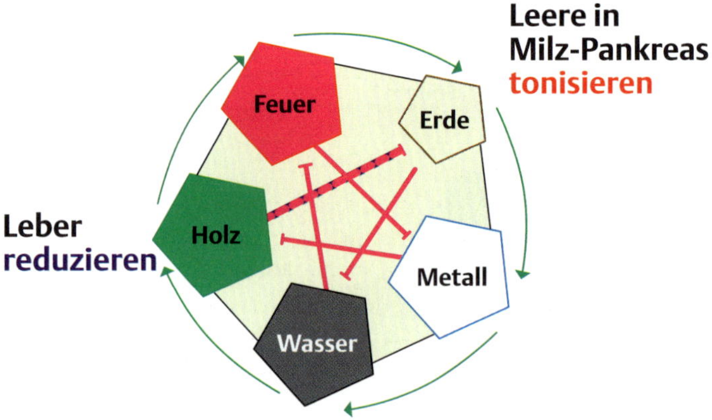

Abb. 54

Damit die ohnehin geschwächte Milz nicht noch zusätzlich belastet wird, könnte der sie kontrollierende Funktionskreis Leber (der sich selten in Leere, aber häufig in Fülle befindet) mit Le 2 oder Le 3 in reduzierender Technik behandelt werden. (s. Abb. 54)

Zusammenfassend kann festgestellt werden, dass bei einem Leere-Zustand die Wandlungsphase selber sowie die Mutter-Phase tonisiert werden und die inhibierende Phase reduziert wird, um einen generell stärkenden Effekt auf die schwache Phase auszuüben.

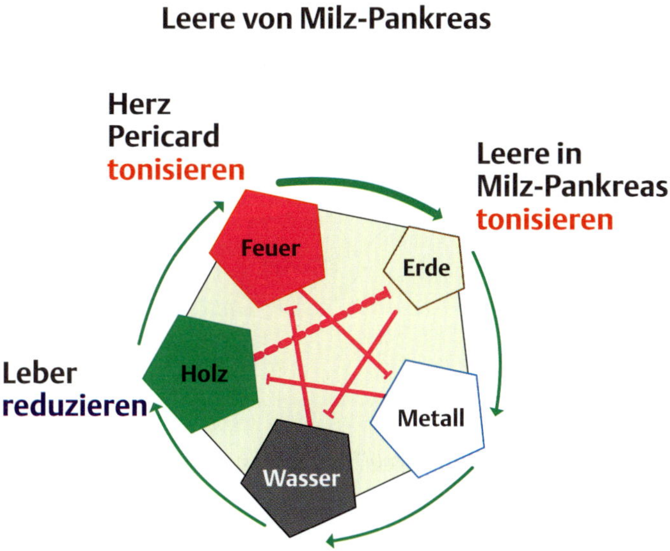

Abb. 55

8.2.2 Fülle

Eine Fülle-Erkrankung im Funktionskreis Leber mit Hypertonie, Kopfschmerzen, Augenflimmern und Schwindel kann über Leber-Gallenblasen-Meridiane behandelt werden, z.B. reduzierend über die Punkte Le 2 (Sedierungspunkt), Le 5 (Luo-Punkt) und Gb 40 oder 43. (s. Abb. 56, S. 98)

Um einen Fülle-Zustand im Funktionskreis Leber-Gallenblase zu vermindern, kann man sich des Induktionsweges bedienen. Eine Reduktion in der nachfolgende Phase, in diesem Fall die Feuer-Phase, führt quasi zu einem Sog aus der Fülle-Phase und reduziert die Leber-Fülle. Hat aber die Leber-Fülle bereits auf die Feuer-Phase übergegriffen – typische Symptome sind schwere Schlafstörungen, Unruhe, Palpitationen, Tachycardien und Thoraxschmerz –, muss um so dringlicher die Fülle aus dem Herzen abgeleitet werden. Dies kann mit den Punkten Bl 14, Bl 15 (Shu-Punkte) sowie He 7 (Yuan- und Sedierungspunkt) und Pe 6 (Luo-Punkt) erreicht werden, alle in dispergierender Technik oder mit Schröpfbehandlung. (s. Abb. 57)

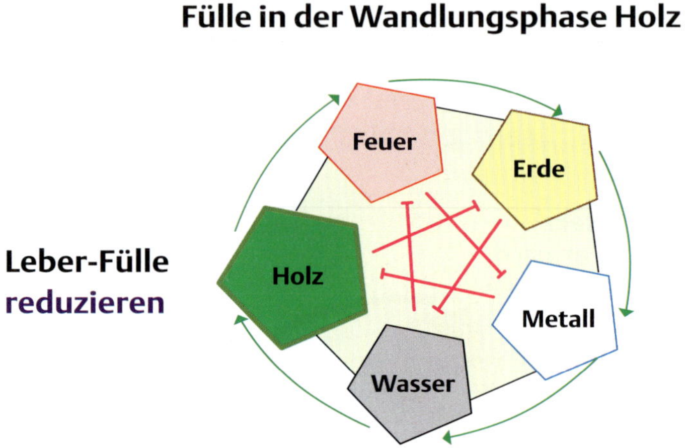

Abb. 56

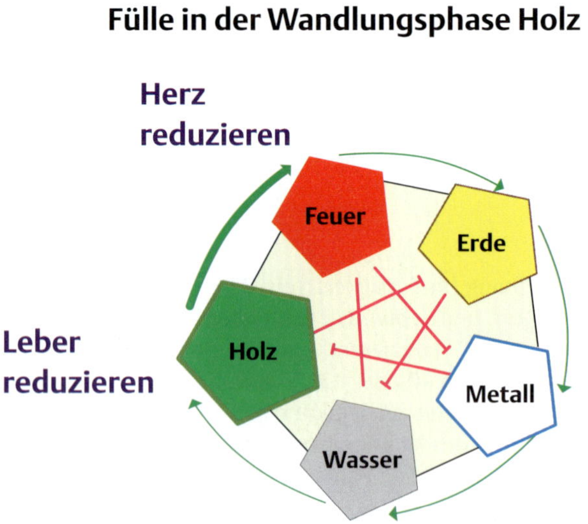

Abb. 57

Natürlich erscheint es sinnvoll, zur Kontrolle der Leber den Funktionskreis Lunge zu stärken, damit diese ihre Kontrollfunktion über die Leber besser ausführen kann (z.B. mit den Punkten Bl 13 und Lu 7 oder Lu 9 in tonisierender Technik). Hier findet sich eine Erklärung dafür, warum der Punkt Lu 9 bei einem akuten Migräneanfall infolge von Leber-Qi-Stagnation so wirksam ist. Der besonders schwere Krankheitsverlauf der Revolte, die „Verachtung" der Lunge

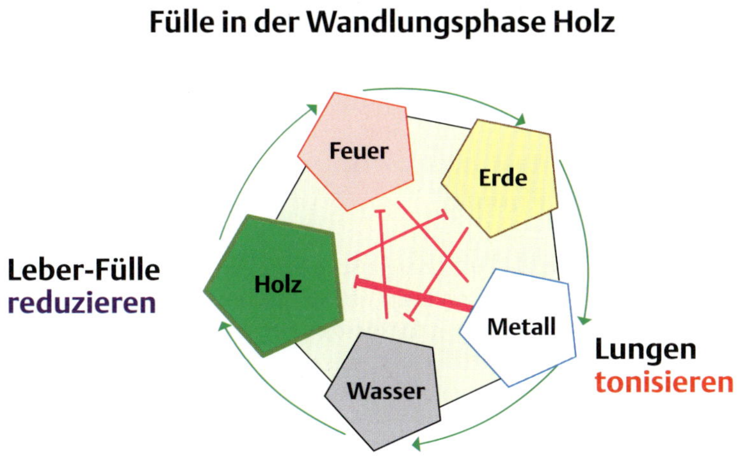

Abb. 58

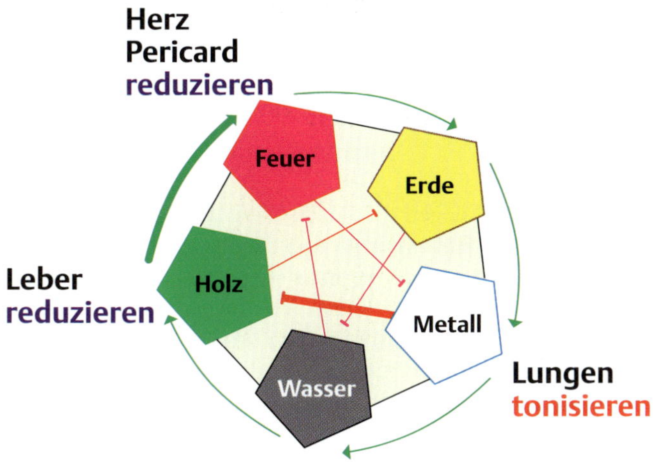

Abb. 59 (Text s. S. 100)

durch die Leber, liegt vor, wenn zusätzlich Atemstörungen und anderer thorakaler Symptome auftreten. Hier sollte die Lunge immer mitbehandelt werden. (s. Abb. 58, S. 99)

Zusammengefasst sei noch einmal betont, dass Erkrankungen (v.a. Fülle-Erkrankungen der Leber!) nur selten isoliert betrachtet und behandelt werden, da sie über die natürlichen und pathologischen Beziehungen der „Fünf Wandlungsphasen" untereinander weitergeleitet werden. Die Behandlung schließt daher mehrere Funktionskreise mit ein. (s. Abb. 59)

8.3 Die „Antiken Punkte"

Die Chinesische Medizin hat eine energetische Vorstellung vom Funktionieren des Organismus. Demzufolge zirkuliert im Körper eine „Energie", die „Qi" genannt wird. Ein deutscher Begriff für dieses Wort existiert nicht. Qi wird oft mit Energie oder Lebensenergie übersetzt, was dem Sinn dieses Begriffes jedoch nicht ganz entspricht. Qi ist eher eine funktionelle Kraft, vergleichbar dem Strom einer Telefonleitung. Dieser ist, obwohl eine energetische Kraft, vielmehr ein Überträger der Information, die über ein Modem sogar die Funktion eines Computers und dessen angeschlossener Systeme steuern kann. So wie der Strom in der Telefonleitung von elektromagnetischen Wellen gestört werden kann, kann das Qi von äußeren Einflüssen (wie Wärme, Kälte, Wind etc.) oder von inneren Einflüssen (wie Aggression, Angst, Grübeln etc.) beeinträchtigt werden.

Das Qi durchflutet im Gewebe und auf bestimmten Bahnen, den Meridianen, den Körper. Auf den Meridianen sind besondere energetische Konzentrationsorte, die „Antiken Punkte" zu finden, die einen besonderen Bezug zu den „Fünf Wandlungsphasen" aufweisen.

Die „Antiken Punkte" liegen auf den distalen Abschnitten der zwölf Hauptmeridiane zwischen Fingerspitzen und Ellenbogen bzw. zwischen Zehenspitzen und Knie. Sie sind in ihrer Lage identisch mit jeweils fünf Akupunkturpunkten eines Meridians. Allerdings wird ihre Reihenfolge völlig unabhängig von der Verlaufsrichtung des Meridians immer von distal nach proximal gezählt. Infolgedessen ist die Nummerierung der „Antiken Punkte" immer von distal nach proximal unabhängig von der sonst üblichen Nummerierung der Akupunkturpunkte. Auch ist nicht jeder distal gelegene Akupunkturpunkt ein „Antiker Punkt". (s. Abb. 60, S. 101)

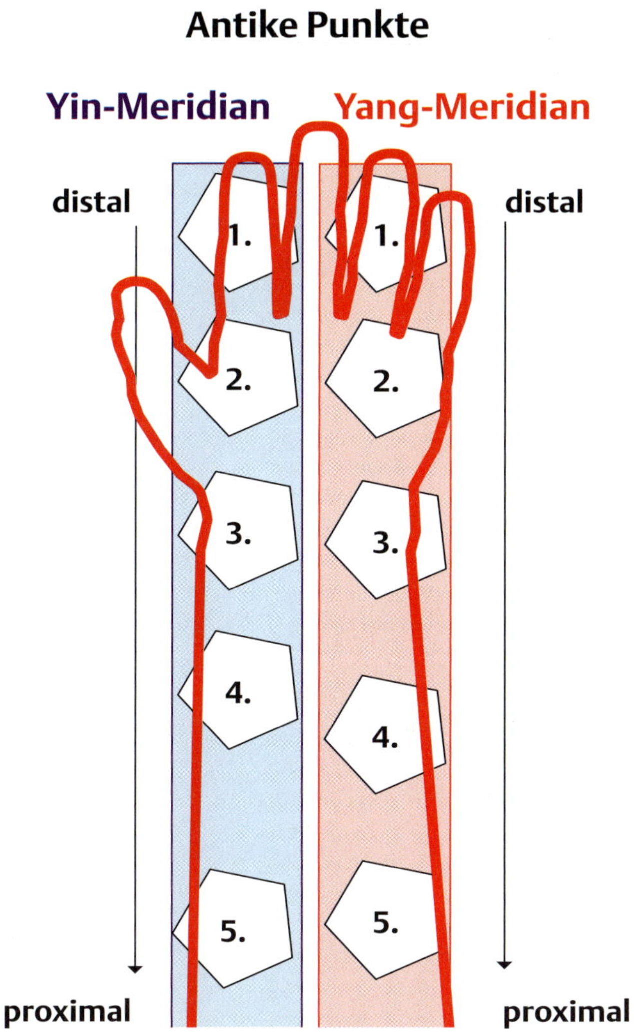

Abb. 60

8.3.1 „Antike Punkte“ entsprechend den „Fünf Wandlungsphasen“

Die „Antiken Punkte“ entsprechen in ihrer Reihenfolge auf dem Meridian dem fördernden Zyklus der Wandlungsphasen. Quasi ist die Wandlungsphase von distal nach proximal auf den Meridian aufgerollt. Dem Yin des Winters folgt das junge Yang des Frühlings. Infolgedessen beginnen die „Antiken Punkte“ auf den Yin-Meridianen immer mit dem Holz-Punkt des Frühlings als erstem „Antiken Punkt“. Entsprechend dem fördernden Zyklus der Wandlungsphasen folgen der Feuer-, der Erde-, der Metall- und der Wasser-Punkt. (s. Abb. 61)

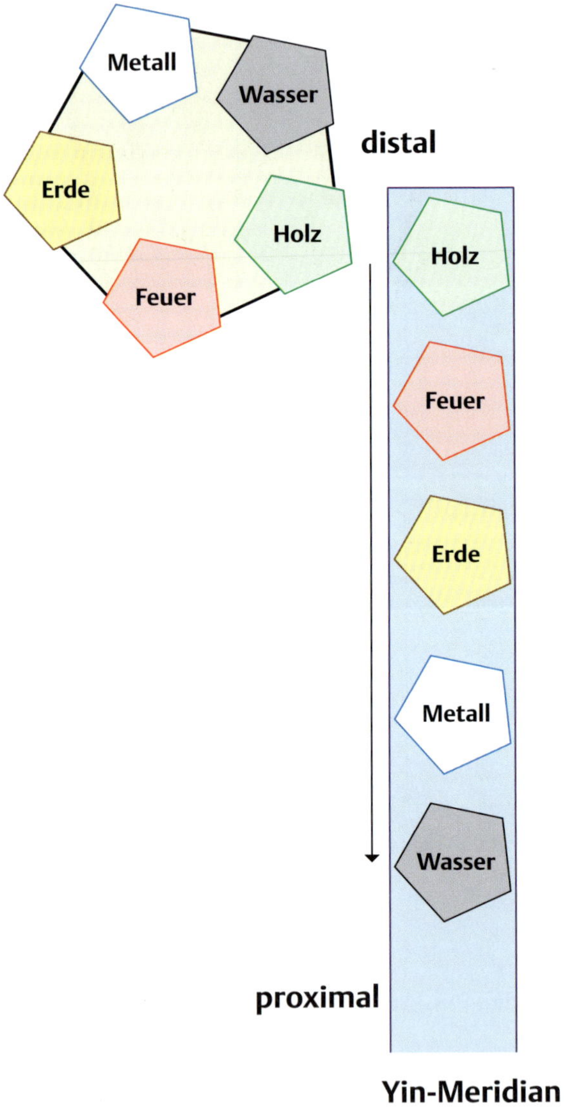

Abb. 61

Die „Antiken Punkte" der Yang-Meridiane haben eine andere Ausgangsphase als die der Yin-Meridiane. Die Yang-Meridiane entsprechen dem Sommer-Yang, sodass der erste „Antike Punkt" immer ein Metall-Punkt (Herbst, junges Yin) ist. Dabei ist zu beachten, dass auf den Yang-Meridianen der 3. „Antike Punkt" jeweils doppelt belegt ist. (s. Abb. 62)

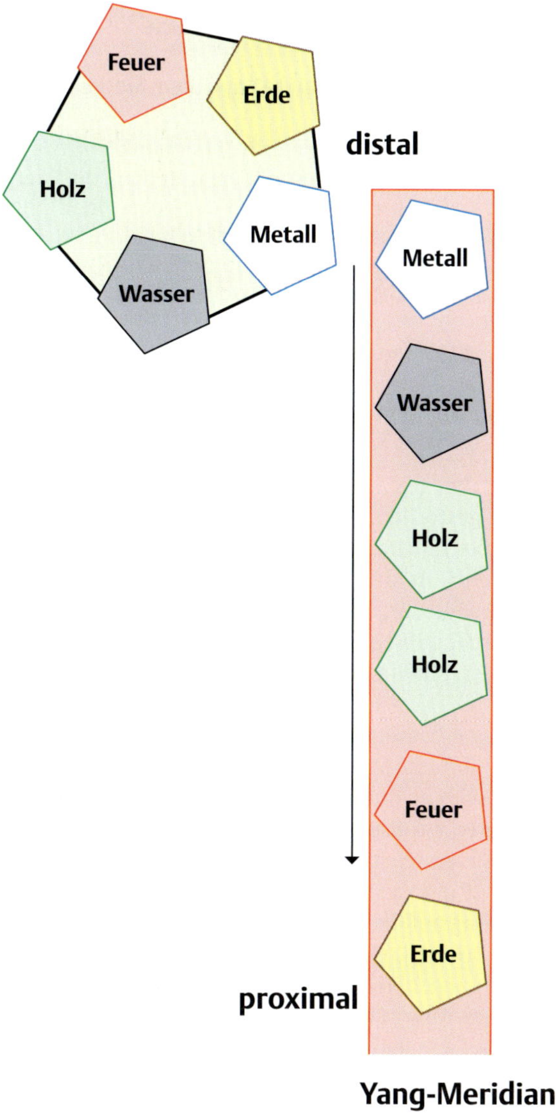

Abb. 62

Die „Antiken Punkte“ können entweder in der Rangfolge auf dem Meridian gemäß der Reihenfolge und Position zu den übrigen „Antiken Punkten“ des Meridians oder adäquat ihrem energetischen Potenzials (Energie der Wandlungsphase) definiert und eingesetzt werden.

8.3.2 „Antike Punkte“ in ihrer Reihenfolge

Die Reihenfolge der „Antiken Punkte“ auf dem Meridian wird mit dem Lauf des Wassers verglichen.

1. Der 1. „Antike Punkt“ (AP) ist der Brunnenpunkt.
2. Der 2. AP als Bachpunkt aktiviert und beschleunigt die Energie im Meridian.
3. Der 3. AP ist der Transportpunkt und der Yuan- oder Einmündungspunkt. Auf den Yin-Meridianen werden beide als ein Punkt lokalisiert, auf den Yang-Meridianen sind es zwei getrennte Punkte. Zum Einmündungspunkt verläuft das Luo-Gefäß, und im Transportpunkt kann die Umweltenergie eindringen.
4. Der 4. AP wird Flusspunkt genannt und
5. der 5. AP ist der Mündungs- oder Vereinigungspunkt. Hier mündet das Qi des Meridians direkt in das zugeordnete Organ; hier vereinigen sich Innen und Außen. (s. Abb. 63, S. 105)

Der 1. AP wird bei persistierenden „Leere-Syndromen“ des zugeordneten Hauptmeridians gestochen. Des weiteren wird er punktiert, um die in die oberflächlichen Körperschichten eingedrungende pathogene Umweltenergie zu behandeln. In den 4. AP mündet der sog. tendinomuskuläre Meridian, der die pathogenen Umweltenergien als erster abfängt, was dann zu Sehnen und Gelenkbeschwerden führen kann. Bei dieser Behandlung sind zum 4. AP zusätzlich lokale Schmerzpunkte (Ashi-Punkte) zu geben und der Hauptmeridian ist zu tonisieren.

Der jeweils 3. AP hat auf den Yin-Meridianen als Yuan-Punkt einen besonderen, direkten Einfluss auf den jeweiligen Funktionskreis des Meridianpaares. In diesem Falle wird er mit dem entsprechenden Zustimmungspunkt kombiniert. Des weiteren erfährt der Meridian über den Yuan-Punkt via Luo-Gefäß einen Leere-/Fülle-Ausgleich mit dem gekoppelten Meridian.

Der jeweils 5. AP der Yang-Meridiane ist ein Akupunkturpunkt mit besonders intensiver Wirkung auf die Yang-Organe. Es sind die häufig genutzten Punkte Bl 40, Gb 34, Ma 36, Dü 8, 3E 10 und Di 11. Von diesen Punkten geht eine direkte Verbindung zum zugehörigen Organ aus. Ein Befall pathologischer bioklimatischer Energie im Yang-Hauptmeridian wird über den 4. AP und 5. AP behandelt, um sie zu zerstreuen und ihr Vordringen zum Organ zu unterbinden.

Antike Punkte

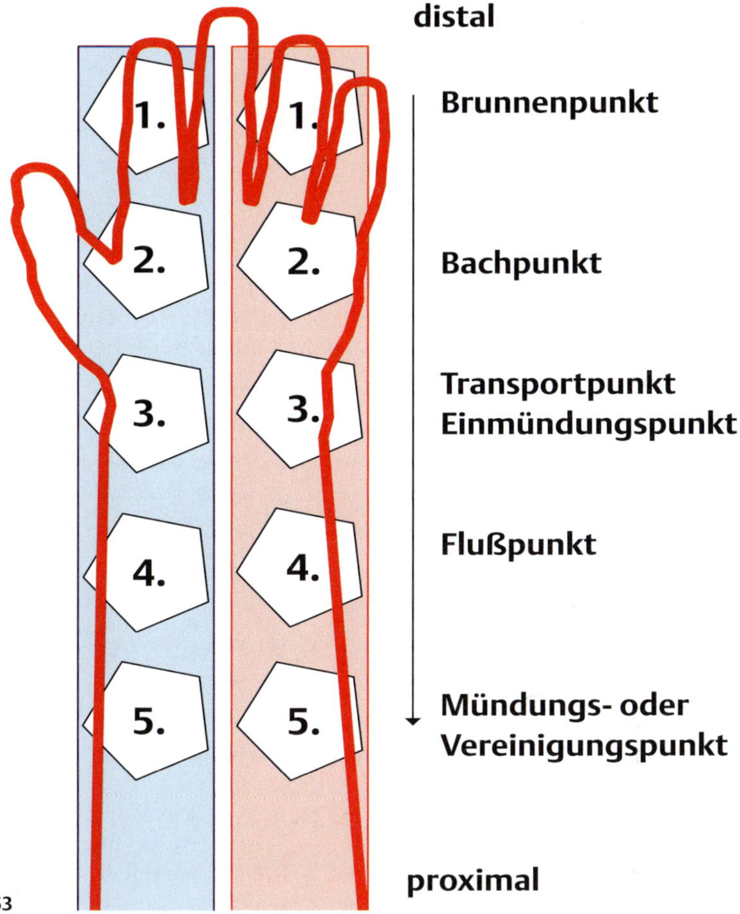

Abb. 63

8.3.3 Die Tonisierungs- und Sedierungspunkte

Jeder Funktionskreis und damit auch sein Meridian ist einer Wandlungsphase zugeordnet. Derjenige „Antike Punkt" auf dem Meridian, der der eigenen Wandlungsphase entspricht, wird Phasenpunkt genannt. So wird der Herz-Meridian auch als Feuer-Meridian bezeichnet, sein Feuer-Punkt ist der Phasenpunkt. Je nach Nadelungstechnik – auffüllend oder ableitend – lässt sich so ein energietonisierender oder reduzierender Effekt im Funktionskreis bzw. Meridian zu erzielen. (s. Abb. 64)

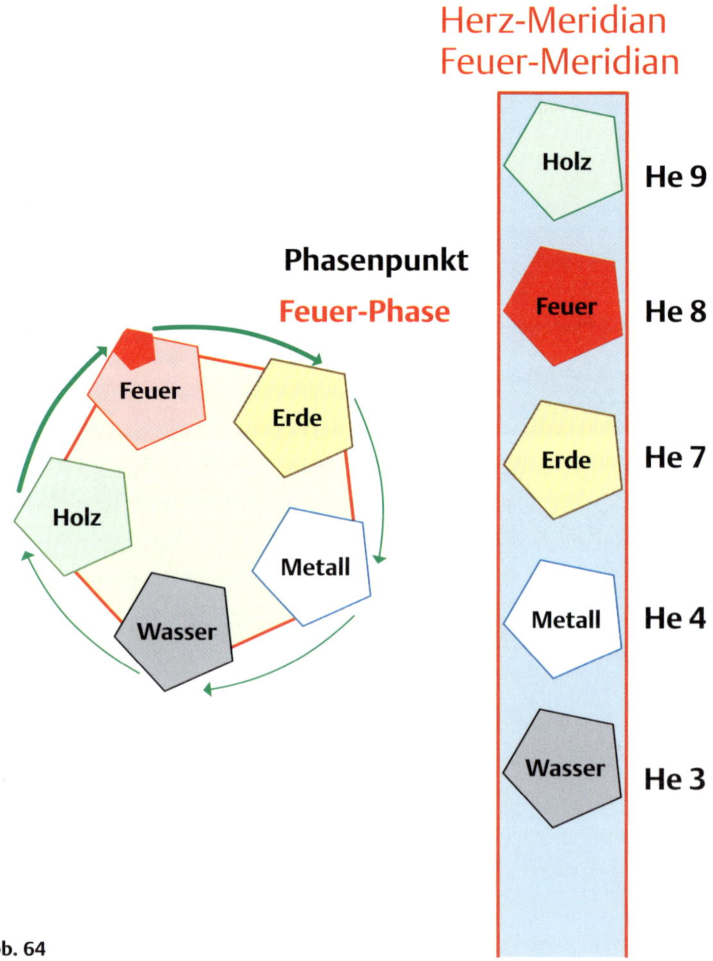

Abb. 64

Ein stark tonisierender Effekt ist über die Nutzung der Mutter-Sohn-Regel möglich. Der „Antike Punkt“, der dem Phasenpunkt vorausgeht, also der „Mutter-Punkt“, wird tonisierend behandelt, damit er seine aufgefüllte Energie dann an die „Sohn-Phase“ weitergibt – in diesem Fall wäre es der Holz-Punkt. Über diesen indirekten Weg ist eine Tonisierung manchmal besser zu erreichen als direkt über den Phasenpunkt; daher heißt der Punkt der Mutter-Phase auch

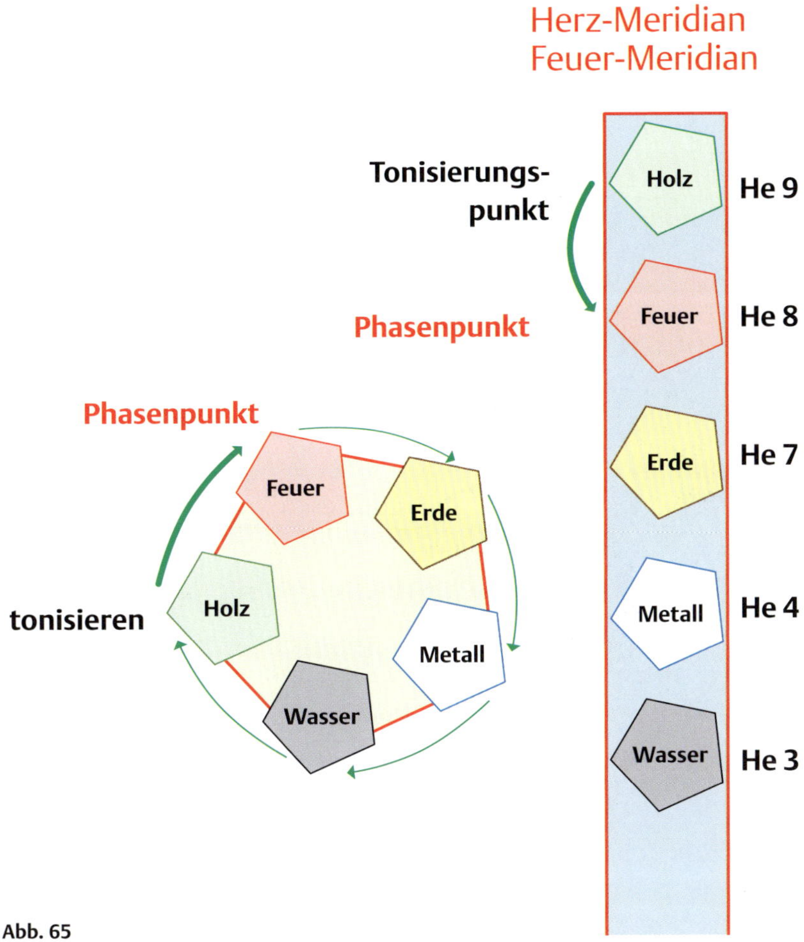

Abb. 65

Tonisierungspunkt. So ist z.B. der Punkt He 9 der Tonisierungspunkt des Herz-Meridians. Seine Indikation ist unter anderem die Notfallbehandlung bei Kreislaufkollaps und die Belebung des Bewusstseins. (s. Abb. 65, S. 107)

Die Reduktion in einem Funktionskreis kann prinzipiell auch über den Phasenpunkt erfolgen. Soll aber eine stark reduzierende Behandlung durchgeführt werden, wird der dem Phasenpunkt folgende „Antike Punkt", also der „Sohn-

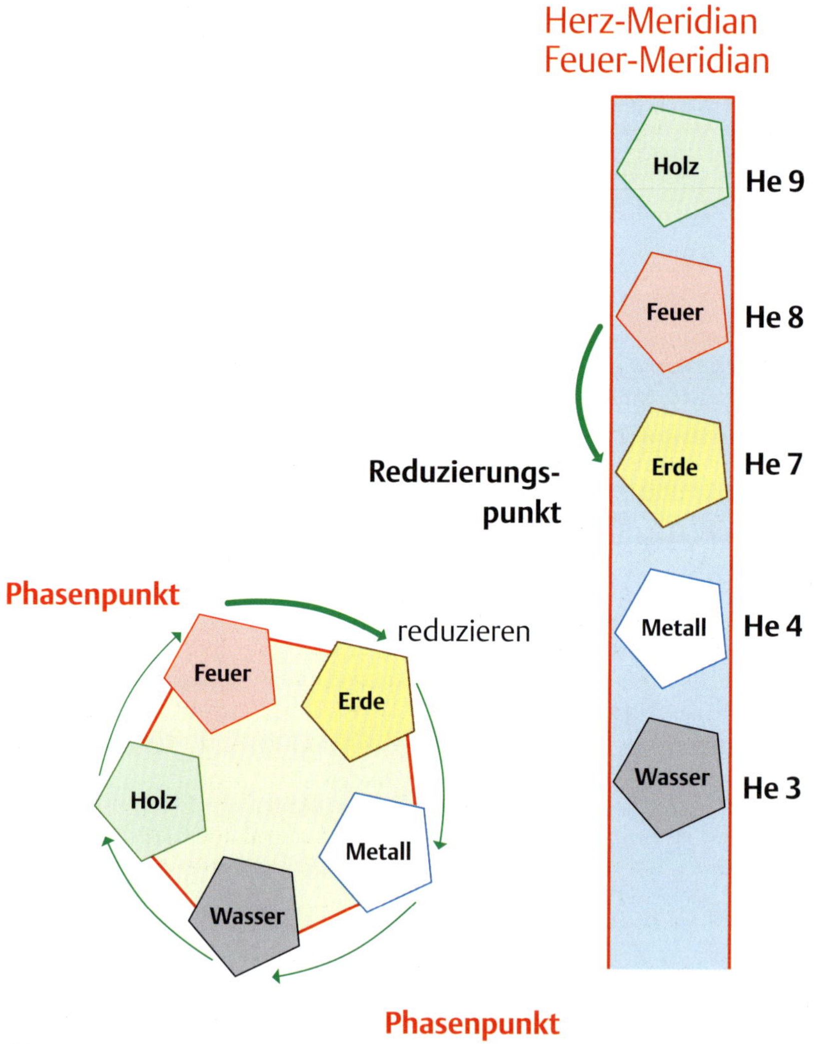

Abb. 66

Punkt“ in reduzierender Technik behandelt, damit er aus dem Phasenpunkt Energie abzieht. Wir bezeichnen diese Punkte folgerichtig als Sedierungs- oder Ableitungspunkte. Im Fall des Herz-Meridians ist es der Erde-Punkt He 7. Er beruhigt ein überaktives Shen und ist indiziert bei Unruhezuständen und gewissen Schlafstörungen. (s. Abb. 66, S. 108)

Zusammenfassend kann festgestellt werden, dass jeder Hauptmeridian einen Phasenpunkt, einen Tonisierungspunkt und einen Reduzierungspunkt besitzt. Entscheidend für die Wirkung ist neben der Punktauswahl vor allem die Behandlungstechnik, was immer zu beachten ist!
So kann ein Tonisierungspunkt bei stark reduzierender Stichtechnik dennoch eine reduzierende Wirkung entfalten. (s. Abb. 67, S. 110)

8.3.4 Die Behandlung von pathogenen Klimafaktoren über „Antike Punkte“

Die „Antiken Punkte“ werden bevorzugt eingesetzt, um Außenerkrankungen durch Kälte, Wind, Feuchtigkeit zu behandeln oder um Hitze abzuleiten.

Prinzipiell sind drei Vorgehensweisen möglich:

Zum einen kann die pathogene Energie über den Punkt derselben Phase behandelt werden. Z.B. kann Hitze im Körper, ob endogen oder von außen eingedrungen, über den ableitend genadelten Feuer-Punkt behandelt werden. Ein lokaler Mikroaderlass im Feuer-Punkt reduziert ebenfalls sehr effektiv die Hitze. Dieses Vorgehen ist vor allem auf den Yin-Meridianen gebräuchlich, deren Feuer-Punkte alle ca. in Höhe der Finger- bzw. Zehen-Grundgelenke liegen. He 8 als Feuer-Punkt z.B. ist der wichtigste Punkt, um Herz-Feuer zu beseitigen. (s. Abb. 68, S. 111)

Eine weitere Möglichkeit besteht wiederum in der ableitenden Nadelung des Sohn-Phasen-Punktes; also des dem Punkt der pathogenen Phase nachfolgenden „Antiken Punktes“. Wird also im Falle von Hitze der Erde-Punkt des Meridianes reduzierend behandelt, so zieht er Hitze aus dem Feuer-Punkt ab und reduziert im Funktionskreis bzw. Meridian die Hitze. Daher werden auch den Erde-Punkten auf den Meridianen hitzereduzierende Eigenschaften zugeschrieben. Der wohl bekannteste hitzereduzierende Punkt ist Di 11, ein Erde-Punkt, der stark reduzierend behandelt werden muss, wenn er seine Wirkung entfalten soll. (s. Abb. 69, S. 112)

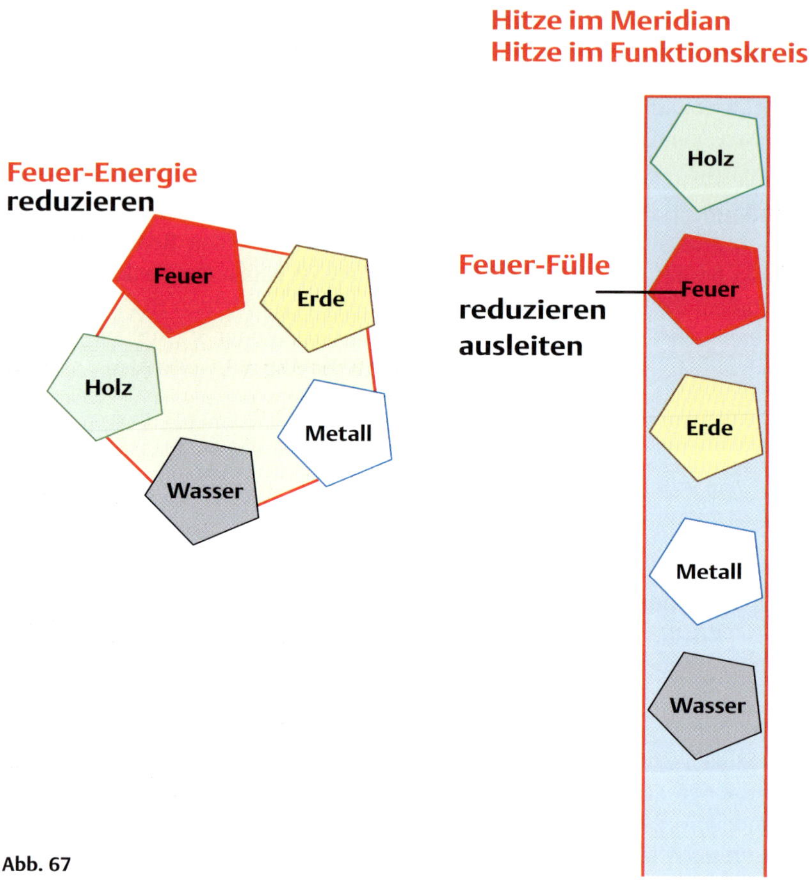
Hitze im Meridian
Hitze im Funktionskreis
Feuer-Energie
reduzieren
Feuer
Erde
Holz
Metall
Wasser
Feuer-Fülle
reduzieren
ausleiten
Holz
Feuer
Erde
Metall
Wasser

Abb. 67

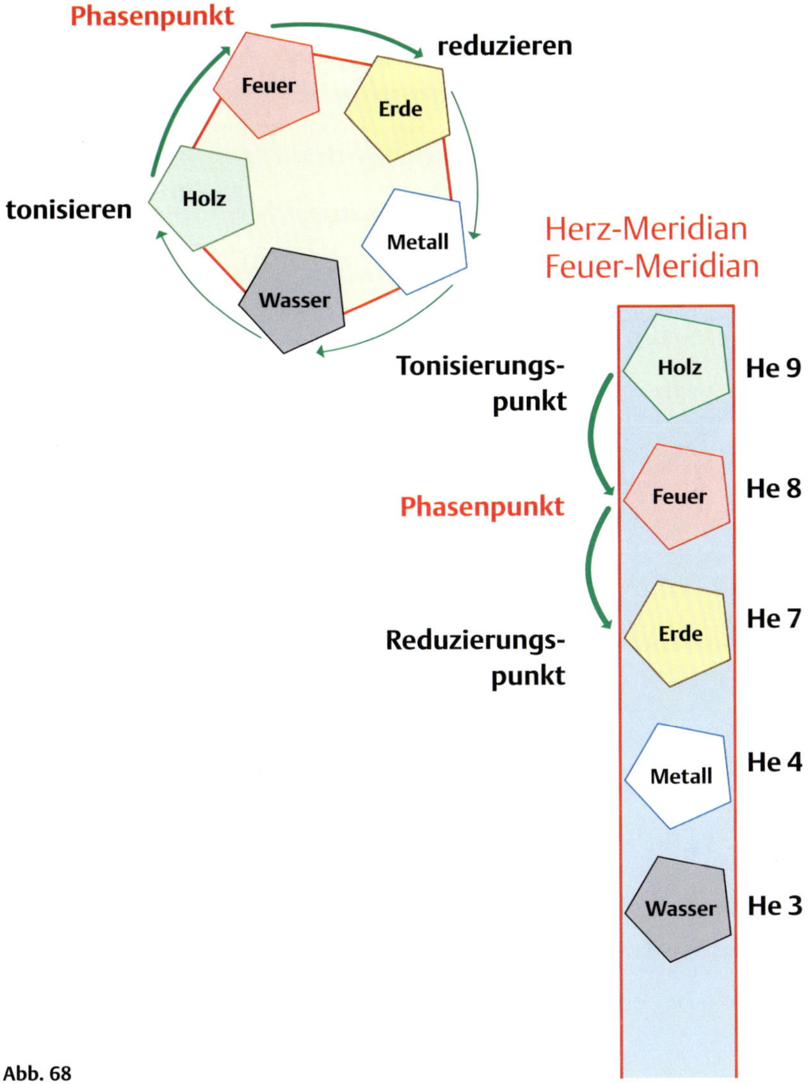
Phasenpunkt
reduzieren
Feuer
Erde
Holz
tonisieren
Metall
Wasser
Herz-Meridian
Feuer-Meridian
Tonisierungs-
punkt
Holz
He 9
Phasenpunkt
Feuer
He 8
Reduzierungs-
punkt
Erde
He 7
Metall
He 4
Wasser
He 3

Abb. 68

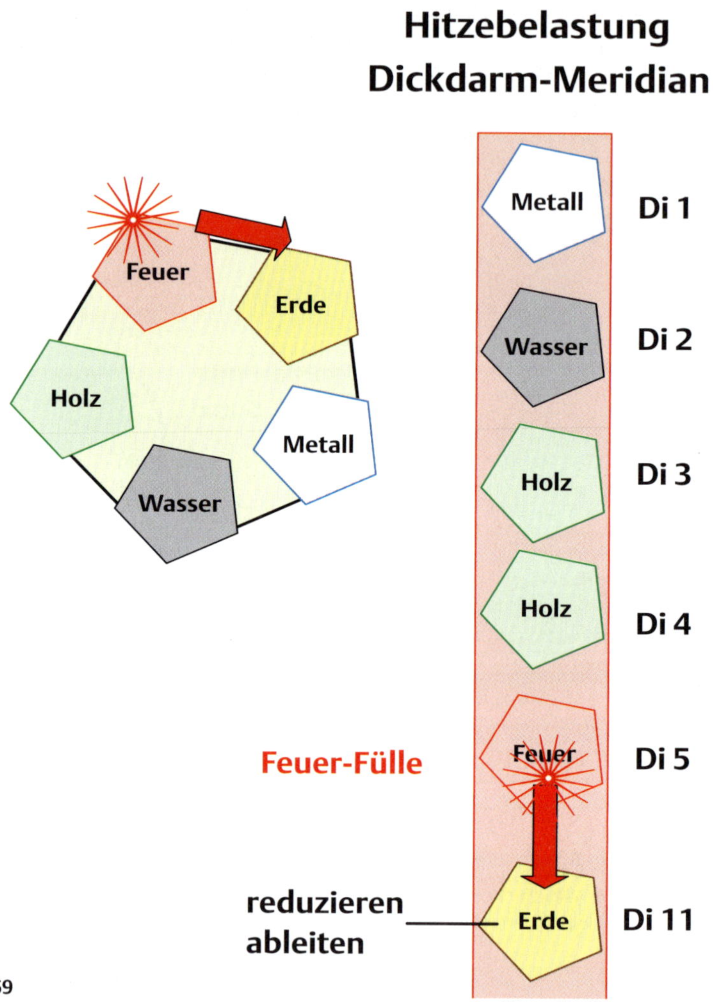
Hitzebelastung
Dickdarm-Meridian
Feuer
Erde
Holz
Metall
Wasser
Metall
Di 1
Wasser
Di 2
Holz
Di 3
Holz
Di 4
Feuer-Fülle
Feuer
Di 5
reduzieren
ableiten
Erde
Di 11

Abb. 69

Des weiteren kann die Phase, die die pathogene bioklimatische Energie im Körper kontrolliert, im Funktionskreis gestärkt werden. Dies kann im Fall der Hitze geschehen über die tonisierende Nadelung des entsprechenden Wasser-Punktes. Herz 3 als Wasser-Punkt ist indiziert bei Hitze im Herzen und Verwirrtheitszuständen. (s. Abb. 70)

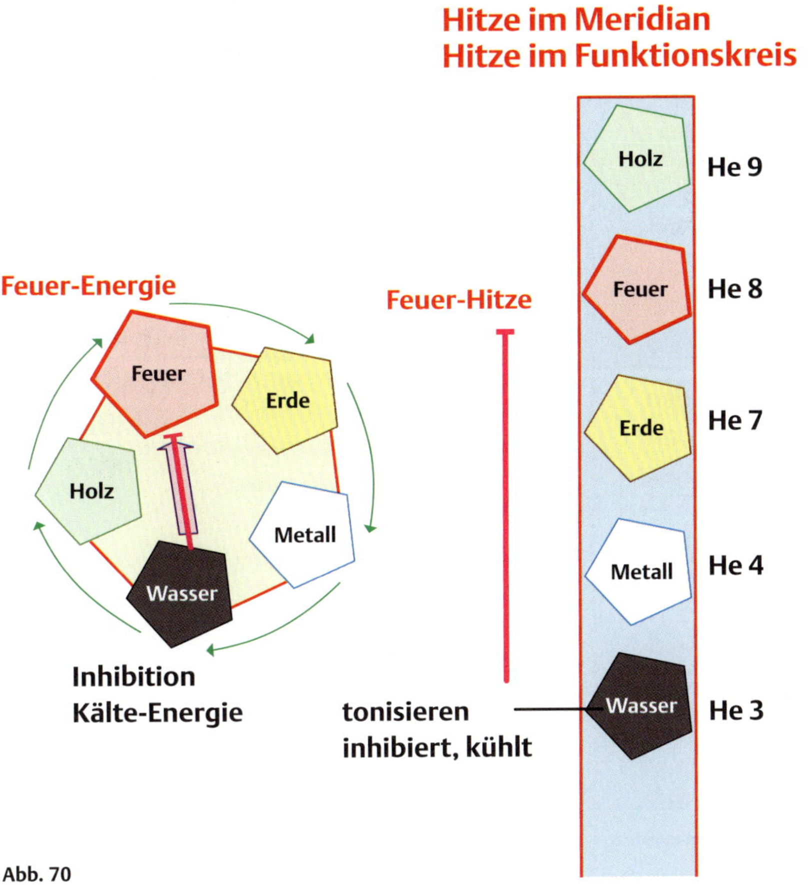

Abb. 70

Prinzipiell lassen sich die Wege der Induktion und Inhibition für alle Funktionskreise, für äußere und innere energetische Belastungen nutzen. Typische Erkrankungen, bei denen das oben beschriebene Vorgehen angewandt werden kann, sind z.B. Erkältungen, Laryngitiden, Sonnenbrand, Konjunktivitiden etc. (s. Abb. 71)

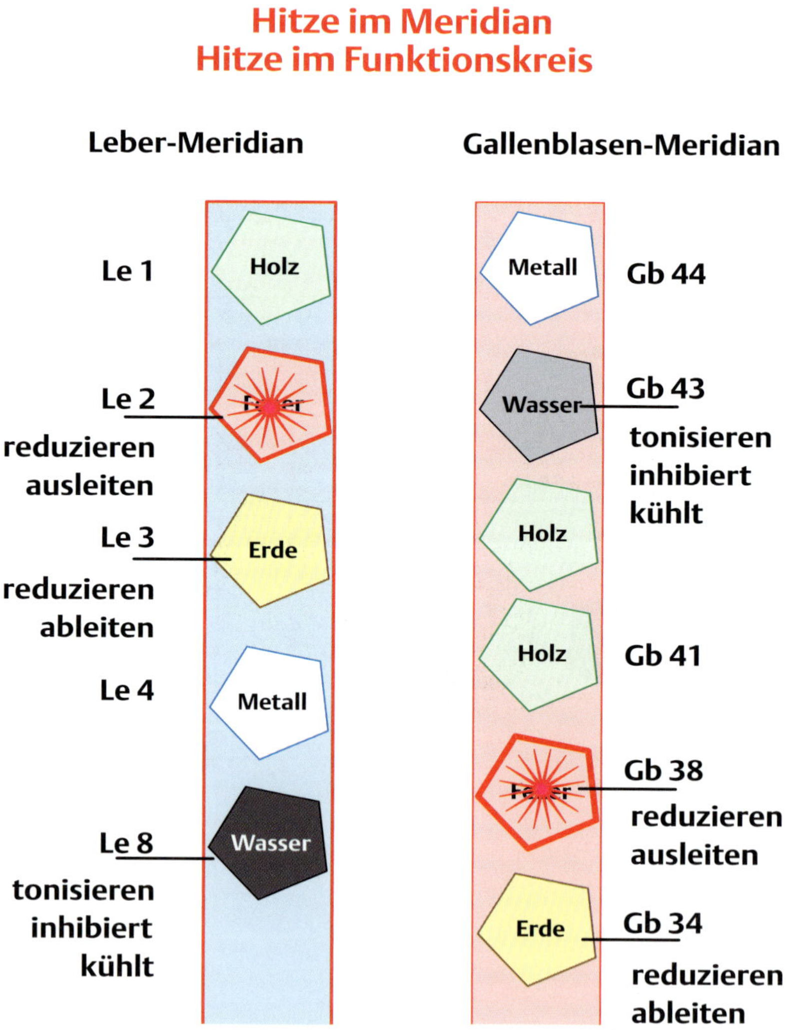

Abb. 71

Auch wenn dies in den letzten Jahrhunderten etwas in den Hintergrund getreten ist – denn auch in der TCM gibt es Moden und Strömungen – können die „Antiken Punkte“ auch zur Behandlung **emotionaler** Störungen eingesetzt werden. Dabei wird ähnlich verfahren wie bei der Behandlung der äußeren, bioklimatischen Krankheitsfaktoren. Sie bilden ein grundlegendes Ordnungs- und Beziehungssystem, das therapeutisch genutzt werden kann. Durch das Verständnis ihrer Funktionen werden auch die Eigenschaften vieler häufig mit bestimmter Indikation eingesetzter Akupunkturpunkte besser verständlich und nachvollziehbar. (s. Abb. 72)

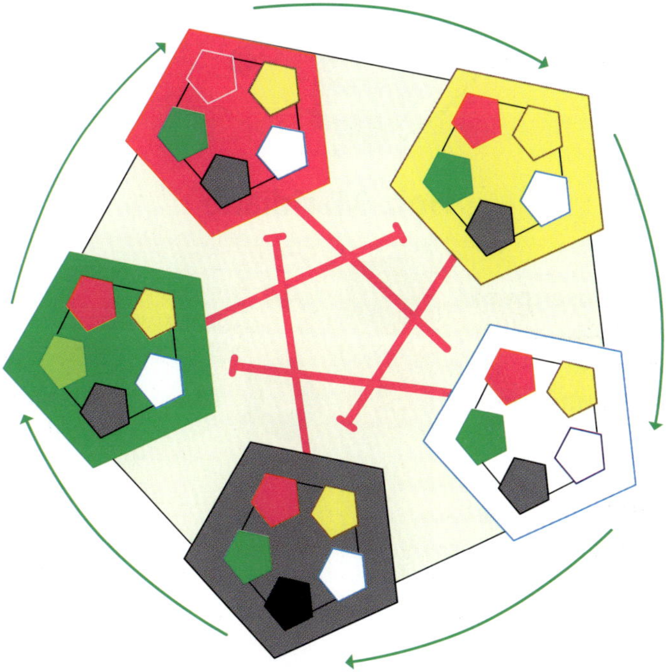

Abb. 72

8.3.5 Übersichten über die Meridiane mit ihren Punkten

8.3.5.1 Holz-Meridiane: Leber- und Gallenblasen-Meridian

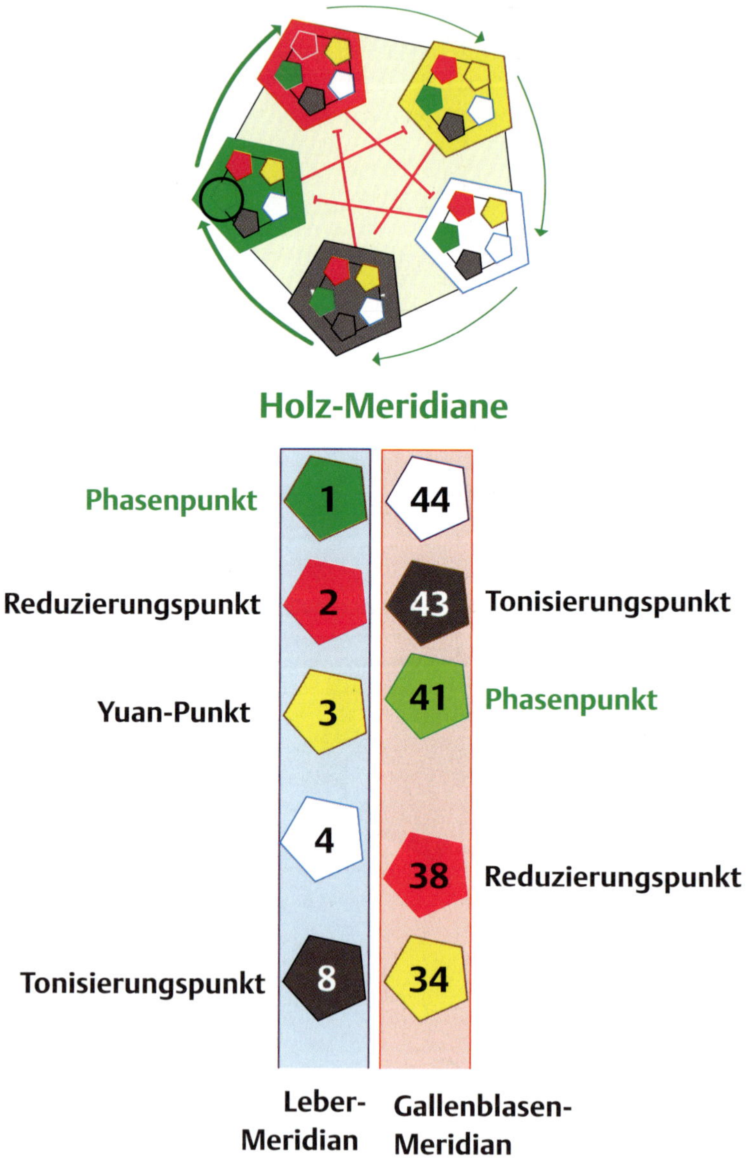

Abb. 73

8.3.5.2 Feuer-Meridiane: Herz- und Dünndarm-Meridian

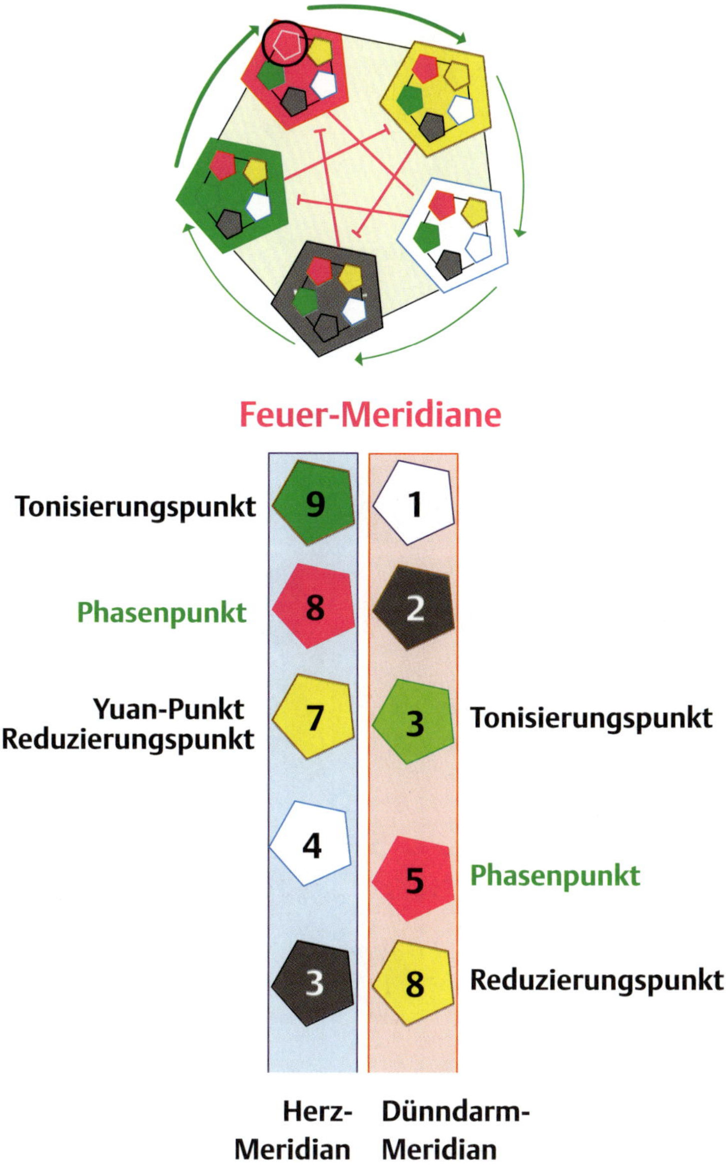

Abb. 74

8.3.5.3 Feuer-Meridiane: Kreislauf- und Dreierwärmer-Meridian

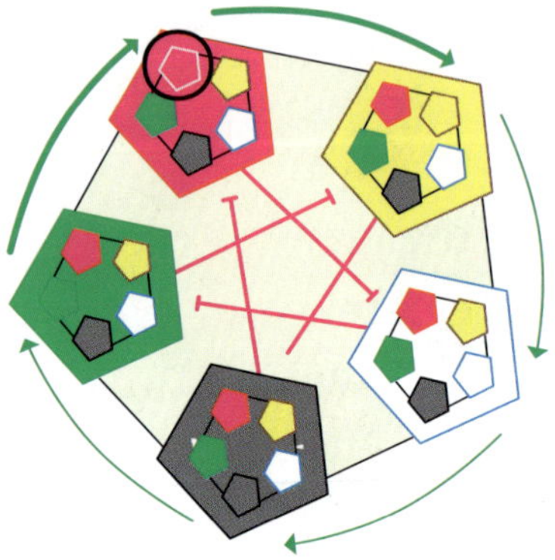

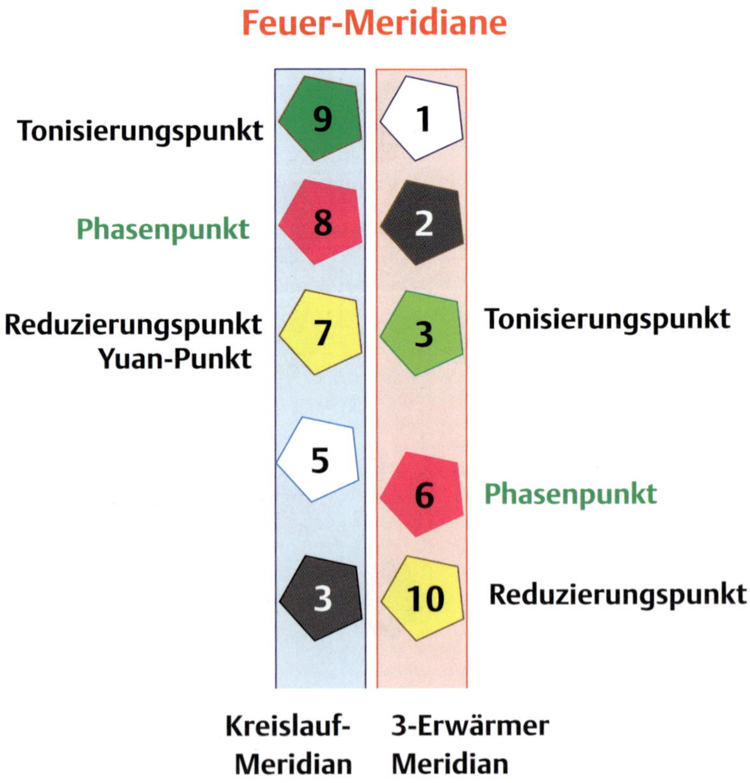

Abb. 75

8.3.5.4 Erde-Meridiane: Milz-Pankreas- und Magen-Meridian

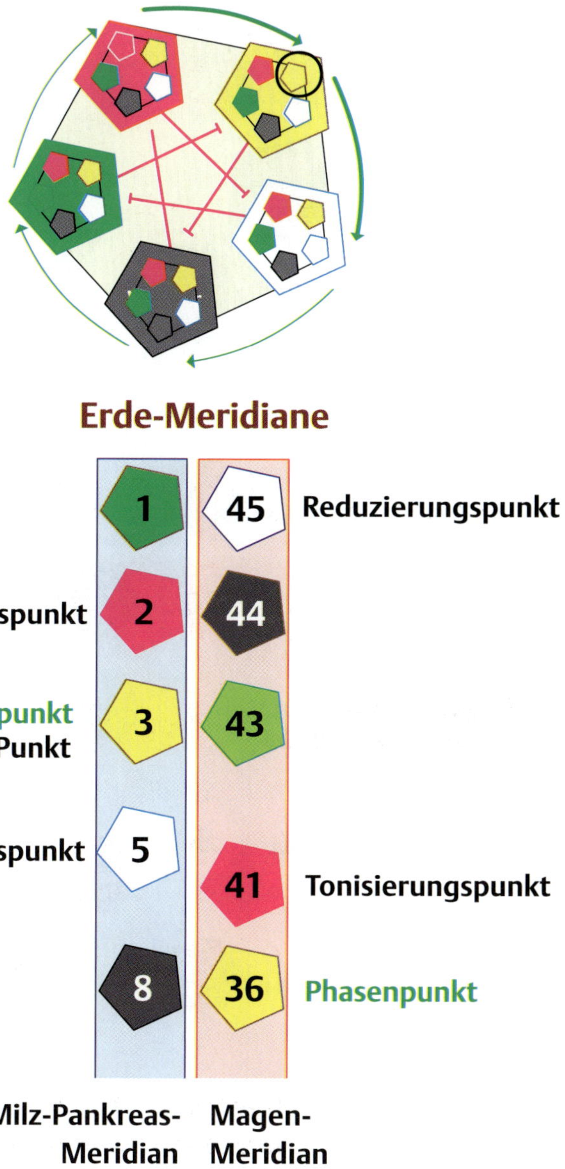

Abb. 76

8.3.5.5 Metall-Meridiane: Lungen- und Dickdarm-Meridian

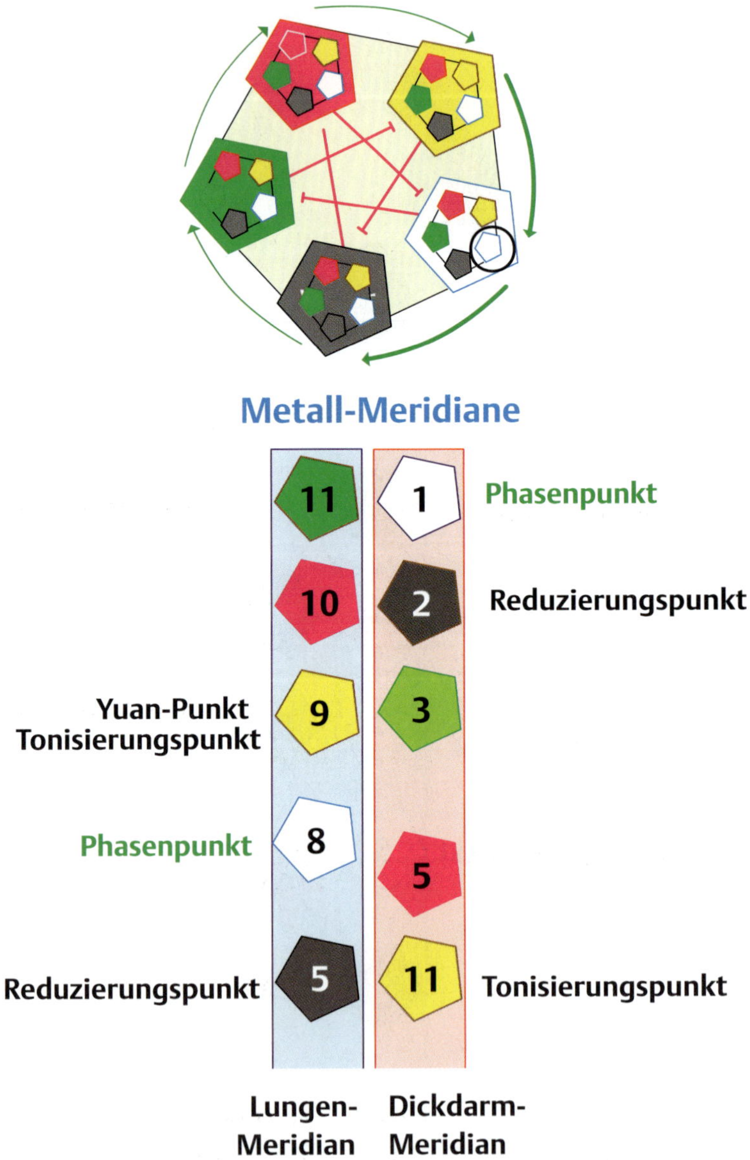

Abb. 77

8.3.5.6 Wasser-Meridiane: Nieren- und Blasen-Meridian

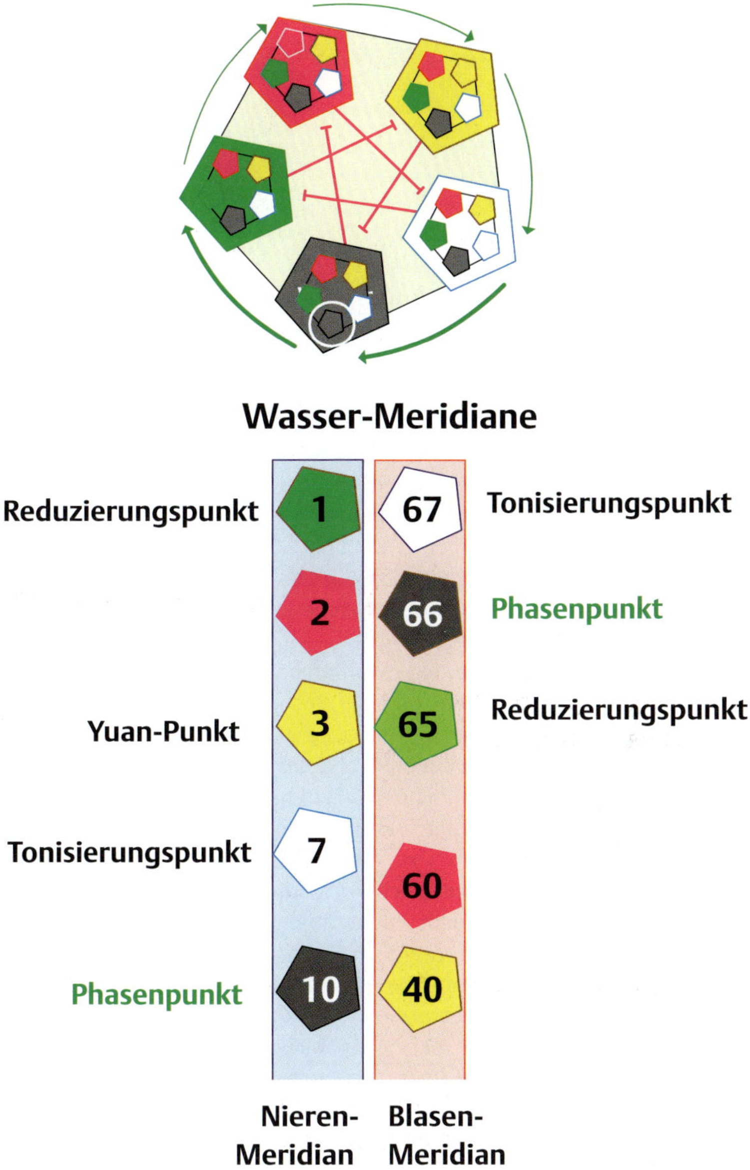

Abb. 78

9 Bedeutung der Prophylaxe

Tugend will, man soll sie holen,
Ungern ist sie gegenwärtig;
Laster ist auch unbefohlen
Dienstbereit und fix und fertig.

„Gute Tiere", spricht der Weise,
„Musst du züchten, musst du kaufen,
Doch die Ratten und die Mäuse
Kommen ganz von selbst gelaufen."
Wilhelm Busch

Die Chinesische Medizin ist also überwiegend funktionell ausgerichtet und trachtet danach, ausgleichend und homöostatisch zu wirken. Für die Chinesen war es immer offensichtlich, dass körperliche und geistige Gesundheit kein selbstverständliches Geschenk des Himmels, sondern Resultat einer umsichtigen und moderaten, ausgeglichenen Lebensführung sind. Hier werden auch die Einflüsse des Buddhismus und des Konfuzianismus auf die Medizin deutlich.

So wie die „Fünf Wandlungsphasen" in der Natur ausgeglichen vorkommen sollten, wird in der Architektur und Geomantie Chinas, dem Feng Shui, auf ein harmonisches und ausgewogenes Gleichgewicht zwischen den Elementen geachtet. Genauso sollte jeder Einzelne auch durch vernünftige Psychohygiene, maßvolle Lebensführung und ausgewogene Ernährung zu seiner Gesundung und Gesunderhaltung beitragen.

Zum einen wurden und werden psychische Störungen mit Akupunktur oder mit Kräutertherapie behandelt. Und die Bedeutung einer hochwertigen und konstitutionsgemäßen Ernährung wird als grundlegend für die geistige Spannkraft und emotionale Ausgeglichenheit angesehen – auch ein deutsches Sprichwort geht davon aus, dass „gutes Essen Leib und Seele zusammenhält".

Zum anderen fordert die Chinesische Medizin aber auch immer wieder dazu auf, seine „Sieben Emotionen"[1] zu zügeln und seine „Sechs Begierden"[2] im Zaum zu halten. Schon frühzeitig entwickelte sie Ansätze zu etwas, dass sie „Zhi xin" (= „Das Herz behandeln") nennt und mit dem eine Art einfacher Psychotherapie gemeint ist. Überbordende, potenziell das seelische Gleichgewicht störende Emotionen sollen durch bewusstes Erleben der „gegenteiligen" Emotion unter Kontrolle gehalten werden.

Heute wäre es sicher nicht mehr zeitgemäß, eine Methode zu praktizieren, die immer wieder in Büchern über chinesische Medizingeschichte kolportiert

1 Entsprechend des buddhistischen Einflusses.
2 Entsprechend des buddhistischen Einflusses.

wird und auf das Ling Shu, einen der klassischen Lehrtexte, zurückgeht. In dieser Geschichte wurde einem vor Freude über die bestandene kaiserliche Prüfung über alle Maßen erregten jungen Mann von seinem Arzt ein gehöriger Schreck eingejagt – damit sein Herz nicht durch die übergroße Freude Schaden nehmen möge. Willkommener wäre dem heutigen Adepten der Chinesischen Medizin vielleicht aber der therapeutische Ansatz, mit Heiterkeit und Freude traurige Situationen und Schmerz zu überwinden (wofür übrigens auch neuroimmunologische Untersuchungen sprechen).

Es bleibt also festzuhalten, dass man nicht über die Bedeutung einer vernunftvollen, bewussten Psychohygiene hinwegsehen kann, wie sie auch die westliche Naturheilkunde postuliert.

Auch in der heutigen Zeit ist von nicht zu unterschätzender Bedeutung die chinesische Ernährungstherapie, die nicht nur prophylaktisch, sondern auch therapeutisch eingesetzt wird. Sie unterscheidet sich in vielen Punkten grundlegend von westlichen Ansätzen zu einer gesundheitsbewussten Ernährung und ist von sehr großer Differenziertheit und Komplexität. In besonderem Maße berücksichtigt sie auch die energetischen Qualitäten der Nahrungsmittel und ihr Temperaturverhalten. Anhand von Funktionsbezug, Konstitution und Art der Störung wird für den Patienten ein individuelles Ernährungsregime ermittelt.

Bei einem Patienten mit Nieren-Yang-Schwäche (z.B. einem blassen, immer frierenden, chronisch übermüdeten und ängstlich gehemmten Astheniker mit Potenzstörungen und Lumbalgie) sind kühlende, befeuchtende Nahrungsmittel wie Milch, Yoghurt, Weizen, Fisch, Bananen zu meiden. Er sollte statt dessen viel heiße, gut gewürzte, scharfe, leicht salzige und leicht süße Speisen zu sich nehmen; z.B. Hirsch, Schaf, Zwiebeln, Lauch, Fenchel. Nelken, Piment, Sternanis und Zimt wären ihm als Gewürze besonders zu empfehlen, genauso Alkohol – natürlich im gesellschaftlich üblichen Rahmen.

Im Rahmen dieses Buches kann nicht weiter auf die chinesische Diätetik eingegangen werden; der Interessierte sei daher auf weiterführende Literatur verwiesen.

Sie (die „Fünf Wandlungsphasen") wechseln einander reihum in hervorragender Stellung und Bedeutungslosigkeit ab. (Dieser Wandel) verhilft uns zum Wissen über Sterben und Leben, zur Erkenntnis von Werden und Vergehen, sowie zur Bestimmung der Einflüsse in den Körperbereichen, die Zeiten, in denen (eine Erkrankung) leicht oder schwerwiegend ist, und schließlich der Aussicht auf Sterben oder Leben.

Die Behandlung der Erkrankung setzt voraus, dass der Arzt die Gesetzmäßigkeiten der Natur kennt. Vor der Akupunktur hat er die Krankheit nach Yin und Yang, nach den „Fünf Wandlungsphasen" und weiteren, diffizilen Kriterien der Traditionellen chinesischen Medizin einzuordnen. Er hat zu erkennen, wo Leere, Fülle und andere Störungen beteiligt sind und diese nach den Regeln der Chinesischen Medizin auszugleichen. Edelstes Ziel der Chinesischen Medizin ist, eine Krankheit zu verhindern, bevor sie sich überhaupt zeigt. Die Prophylaxe, die entsprechend den „Fünf Wandlungsphasen" über Lebensstil, Psychohygiene, Ernährung etc. sinnvoll durchgeführt werden kann, sollte weit mehr Beachtung finden.

Das heißt also, dass die Yin und Yang (Einflüsse) der vier Jahreszeiten Anfang und Ende der zehntausend Dinge bedeuten und Quelle für Leben und Tod sind. Handelt man ihnen zuwider, so entstehen Katastrophen und Schäden. Folgt man ihnen im Lebenswandel, dann bleiben absonderliche Erkrankungen aus. Das versteht man darunter, wenn es heißt, das Tao erlangen. Die Weisen praktizieren das Tao in ihrer Lebensführung, die Ungebildeten verehren es.

Literatur

Bischko, J.: Praxis der Akupunktur. Bd. 1: Einführung in die Akupunktur. 16. Aufl. Karl F. Haug, Heidelberg 1994.
Bischko, J.: Praxis der Akupunktur. Bd. 3: Akupunktur für Fortgeschrittene. Karl F. Haug, Heidelberg 1998.
Briggs, J.: Die Entdeckung des Chaos. Carl Hanser, München 1990.
Busch, W.: Sämtliche Werke (Bd. I und II). C. Bertelsmann, München 1982.
Dahlke, R.: Der Mensch und die Welt sind eins. Wilhelm Heyne, München 1999.
Davies, P.: Prinzip Chaos. C. Bertelsmann, München 1988.
Engelhardt/Hempen: Chinesiche Diätetik. Urban & Schwarzenberg, München 1997.
Fahrnow, I.M./Fahrnow, J.: Fünf Elemente Ernährung. Gräfe u. Unzer, München 1999.
Fazzioli, E.: Gemalte Wörter. Gustav Lübbe, Bergisch Gladbach 1993.
Fiedeler, F.: Die Wende. Werner Kristkeitz, Berlin 1976.
Fisch, G.: Chinesische Heilkunde in unserer Ernährung. Ernährung nach den 5 Elementen und Prinzipien der Akupunktur. Synthesis, Essen 1983.
Fisch, G.: Die traditionelle chinesische Medizin. Georg Wenderoth, Kassel 1994.
Flaws, B./Wolfe, H.L.: Das Yin und Yang der Ernährung. Wilhelm Heyne, München 1996.
Focks, C./Hillenbrand, N.: Leitfaden Traditionelle Chinesische Medizin. Urban & Fischer, München 1997.
Gleditsch, A.: Vom Bewußtsein zum Gewißsein. Opal, Augsburg 1991.
Gleditsch, J.: Reflexzonen und Somatotopien. WBV, Schorndorf 1988.
Gleditsch, J.: Mundakupunktur. WBV, Schorndorf 1988.
Hammer, L.: Dragon rises, red bird flies. Psychologie & Chinese Medicine, Station Hill Press 1990.
Hübotter, F.: Die Chinesische Medizin zu Beginn des XX. Jahrhunderts und ihr historischer Entwicklungsgang. Verlag der „Asia Major" Dr. Bruno Schindler 1929.
Kampik, G.: Propädeutik der Akupunktur. 4. Aufl. Hippokrates, Stuttgart 1998.
Klein, H.: Die Esoterik der Medizinphilosophie Chinas. Ulrich Burgdorf, Göttingen 1986.
König, G./Wancura, I.: Praxis und Theorie der neuen chinesischen Akupunktur (Bd. 1 u. 2). Maudrich, Wien 1989.
Kubny, M.: Qi – Lebenskraftkonzepte in China. Karl F. Haug, Heidelberg 1995.
Leung, A.Y.: Chinesische Heilkräuter. 4. Aufl. Eugen Diederichs (Gelbe Reihe), München 1995.
Lüscher, M.: Der Vier-Farben-Mensch. Goldmann, München 1991.
Maciocia, G.: Die Grundlagen der Chinesischen Medizin. Verlag für Traditionelle Chinesische Medizin 1994.
Maosching Ni.: Der Gelbe Kaiser. O.W. Barth, München 1998.
Matsumoto, K.: Five Elements and Ten Stems. Paradigm Publications, Brookline/Canada 1983.
Mussat, M.: Akupunktur und I-Ging. VGM, Essen 1983.
Ots, T.: Medizin und Heilung in China. 3. Aufl. Dietrich Reimer, Berlin 1999.

Pollmann, N.: Basislehrbuch Akupunktur, Urban & Fischer, München 2002.
Pollmann, N.: Nadelstichtechniken in der Akupunktur. video-commerz, Aiterhofen 1999.
Porkert, M.: Die chinesische Medizin. Econ, Düsseldorf 1989.
Porkert, M.: Klinische chinesische Pharmakologie. 2. Aufl. Phainon Edition & Media, Dinkelscherben 1994.
Sator, G.: Besser Leben mit Feng Shui. Hugendubel, München 1999.
Sator, G.: Feng Shui. Gräfe & Unzer, München 1999.
Siedentopp, U.: Praxishandbuch Chinesische Diätetik, Siedentopp & Hecker GbR, Kassel 2004.
Schmidt, H.: Konstitutionelle Akupunktur. Die chinesisch-japanische Typenlehre und ihre Anwendung. 3. Aufl. Hippokrates, Stuttgart 1988.
Schnorrenberger, C.: Lehrbuch der chinesischen Medizin für westliche Ärzte. 3. Aufl. Hippokrates, Stuttgart 1985.
Stux/Stiller/Pothmann: Akupunktur. Lehrbuch und Atlas. 5. Aufl. Springer, Heidelberg 1999.
Temelie, B.: Ernährung nach den Fünf Elementen. Joy, Sulzberg 1999.
Temelie, B./Trebuth, B.: Das Fünf Elemente Kochbuch. Joy, Sulzberg 1999.
Unschuld, P.U.: Medizin in China. C. H. Beck, München 1980.
Unschuld, P.U.: Chinesische Medizin. C. H. Beck (Wissen), München 1997.
Van Nghi, N.: Hoang Ti Nei King So Quenn. ML-Verlag, Uelzen 1977.
Van Nghi, N.: Traditionelle chinesische Medizin, Pathogenese und Pathologie der Energetik in der chinesischen Medizin (Bd. 1 u. 2). ML-Verlag, Uelzen 1991.
Vogl, R.: Akupunktur und bioenergetische Analyse. 2. Aufl. Karl F. Haug, Heidelberg 1990.
Walters, D.: Das Feng Shui-Praxisbuch. O. W. Barth, München 1996.
Warnke, U.: Der Mensch und die 3. Kraft. Popular Academic Verlagsgesellschaft, Saarbrücken-Scheidt 1994.
Warnke, U.: Gehirn-Magie. Popular Academic Verlagsgesellschaft, Saarbrücken-Scheidt 1997.
Wilhelm, R.: I Ging. Das Buch der Wandlungen. 13. Aufl. Eugen Diederichs, Köln 1986.
Yüan-Kuang: I Ging. Scherz, Bern u. München 1993.
Zöller, J.: Das Tao der Selbstheilung. Ullstein, Frankfurt/M. 1994.